DIETA PALEO 2021

SABOROSAS RECETAS FÁCILES DE HACER

FERNANDO NAVAS

Tabla de contenido

PAVO ASADO CON PURÉ DE RAÍCES AL AJO

DEBERES: 1 hora de asado: 2 horas 45 minutos reposo: 15 minutos rinde: 12 a 14 porciones

BUSQUE UN PAVO QUE TENGA NO HA SIDO INYECTADO CON UNA SOLUCIÓN SALINA. SI LA ETIQUETA DICE "MEJORADO" O "AUTO-ROCIADO", ES PROBABLE QUE ESTÉ LLENA DE SODIO Y OTROS ADITIVOS.

1 pavo de 12 a 14 libras

2 cucharadas de condimento mediterráneo (ver receta)

¼ taza de aceite de oliva

3 libras de zanahorias medianas, peladas, cortadas y cortadas por la mitad o en cuartos a lo largo

1 receta de puré de raíces con ajo (ver receta, debajo)

1. Precaliente el horno a 425 ° F. Retire el cuello y las menudencias del pavo; reserve para otro uso si lo desea. Afloje con cuidado la piel del borde del seno. Pase los dedos debajo de la piel para crear un bolsillo en la parte superior del pecho y en la parte superior de las baquetas. Vierta 1 cucharada de condimento mediterráneo debajo de la piel; use sus dedos para distribuirlo uniformemente sobre el pecho y las baquetas. Tire de la piel del cuello hacia atrás; sujetar con un pincho. Meta los extremos de las baquetas debajo de la banda de piel a lo largo de la cola. Si no hay una banda de piel, ate las baquetas firmemente a la cola con hilo de cocina 100% algodón. Gire las puntas de las alas debajo de la espalda.

2. Coloque el pavo, con la pechuga hacia arriba, sobre una rejilla en una fuente para asar poco profunda extra

grande. Unte el pavo con 2 cucharadas de aceite. Espolvoree el pavo con el condimento mediterráneo restante. Inserte un termómetro de carne para horno en el centro de un músculo del muslo interno; el termómetro no debe tocar el hueso. Cubra el pavo sin apretar con papel de aluminio.

3. Ase durante 30 minutos. Reduzca la temperatura del horno a 325 ° F. Ase durante 1 ½ horas. En un tazón extra grande combine las zanahorias y las 2 cucharadas de aceite restantes; revuelva para cubrir. Unte las zanahorias en un molde para hornear grande con borde. Retire el papel de aluminio del pavo y corte una tira de piel o una cuerda entre las baquetas. Ase las zanahorias y el pavo durante 45 minutos a 1¼ horas más o hasta que el termómetro registre 175 ° F.

4. Saque el pavo del horno. Cubrir; déjelo reposar de 15 a 20 minutos antes de cortarlo. Sirva el pavo con zanahorias y puré de raíces con ajo.

Puré de raíces con ajo: corte y pele de 3 a 3½ libras de colinabos y de 1½ a 2 libras de raíz de apio; cortar en trozos de 2 pulgadas. En una olla de 6 cuartos, cocine los colinabos y la raíz de apio en suficiente agua hirviendo para cubrir durante 25 a 30 minutos o hasta que estén muy tiernos. Mientras tanto, en una cacerola pequeña combine 3 cucharadas de aceite extra virgen y 6 a 8 dientes de ajo picado. Cocine a fuego lento durante 5 a 10 minutos o hasta que el ajo esté muy fragante pero no dorado. Agregue con cuidado ¾ taza de caldo de huesos de pollo (veareceta) o caldo de pollo sin sal agregada.

Llevar a ebullición; Retírelo del calor. Escurre las verduras y devuélvelas a la olla. Triture las verduras con un machacador de patatas o bátelas con una batidora eléctrica a fuego lento. Agregue ½ cucharadita de pimienta negra. Aplasta o bate gradualmente en la mezcla de caldo hasta que las verduras se combinen y estén casi suaves. Si es necesario, agregue ¼ de taza adicional de caldo de huesos de pollo para obtener la consistencia deseada.

PECHUGA DE PAVO RELLENA CON SALSA PESTO Y ENSALADA DE RÚCULA

DEBERES: 30 minutos de asado: 1 hora 30 minutos de reposo: 20 minutos rinde: 6 porciones

ESTO ES PARA LOS AMANTES DE LAS CARNES BLANCAS. AHÍ FUERA, UNA PECHUGA DE PAVO DE PIEL CRUJIENTE RELLENA CON TOMATES SECOS, ALBAHACA Y ESPECIAS MEDITERRÁNEAS. LAS SOBRAS HACEN UN GRAN ALMUERZO.

1 taza de tomates secos sin azufre (no envasados en aceite)

1 mitad de pechuga de pavo deshuesada de 4 libras con piel

3 cucharaditas de condimento mediterráneo (ver receta)

1 taza de hojas de albahaca fresca empaquetadas sin apretar

1 cucharada de aceite de oliva

8 onzas de rúcula tierna

3 tomates grandes, cortados por la mitad y en rodajas

¼ taza de aceite de oliva

2 cucharadas de vinagre de vino tinto

Pimienta negra

1½ tazas de pesto de albahaca (ver receta)

1. Precaliente el horno a 375 ° F. En un tazón pequeño, vierta suficiente agua hirviendo sobre los tomates secos para cubrirlos. Deje reposar durante 5 minutos; escurrir y picar finamente.

2. Coloque la pechuga de pavo, con la piel hacia abajo, sobre una hoja grande de plástico para envolver. Coloque otra hoja de papel film sobre el pavo. Con el lado plano de un mazo de carne, golpee suavemente la pechuga hasta que tenga un grosor uniforme, de aproximadamente ¾ de pulgada de grosor. Deseche la envoltura de plástico.

Espolvoree 1½ cucharaditas de condimento mediterráneo sobre la carne. Cubra con los tomates y las hojas de albahaca. Enrolle con cuidado la pechuga de pavo, manteniendo la piel hacia afuera. Usando hilo de cocina 100% algodón, ate el asado en cuatro a seis lugares para asegurar. Unte con 1 cucharada de aceite de oliva. Espolvoree el asado con la 1½ cucharadita de condimento mediterráneo restante.

3. Coloque el asado en una parrilla colocada en una sartén poco profunda con la piel hacia arriba. Ase, sin tapar, durante 1½ horas o hasta que un termómetro de lectura instantánea insertado cerca del centro registre 165 ° F y la piel esté dorada y crujiente. Retire el pavo del horno. Cubra sin apretar con papel de aluminio; déjelo reposar durante 20 minutos antes de cortarlo.

4. Para la ensalada de rúcula, en un tazón grande combine la rúcula, los tomates, ¼ de taza de aceite de oliva, el vinagre y la pimienta al gusto. Retire los hilos del asado. Cortar el pavo en rodajas finas. Sirva con ensalada de rúcula y pesto de albahaca.

PECHUGA DE PAVO CON ESPECIAS CON SALSA BBQ DE CEREZAS

DEBERES: 15 minutos de asado: 1 hora 15 minutos de reposo: 45 minutos rinde: 6 a 8 porciones

ESTA ES UNA BUENA RECETA PARA SERVIR A UNA MULTITUD EN UNA BARBACOA EN EL PATIO TRASERO CUANDO QUIERES HACER ALGO MÁS QUE HAMBURGUESAS. SÍRVELO CON UNA ENSALADA CRUJIENTE, COMO UNA ENSALADA DE BRÓCOLI CRUJIENTE (VERRECETA) O ENSALADA DE COLES DE BRUSELAS AFEITADAS (VER RECETA).

1 pechuga de pavo entera con hueso de 4 a 5 libras

3 cucharadas de condimento ahumado (ver receta)

2 cucharadas de jugo de limón fresco

3 cucharadas de aceite de oliva

1 taza de vino blanco seco, como Sauvignon Blanc

1 taza de cerezas Bing frescas o congeladas sin azúcar, sin hueso y picadas

⅓ taza de agua

1 taza de salsa BBQ (ver receta)

1. Deje reposar la pechuga de pavo a temperatura ambiente durante 30 minutos. Precaliente el horno a 325°F. Coloque la pechuga de pavo, con la piel hacia arriba, sobre una rejilla en una fuente para asar.

2. En un tazón pequeño, combine el condimento ahumado, el jugo de limón y el aceite de oliva para hacer una pasta. Afloje la piel de la carne; Extienda suavemente la mitad de la pasta sobre la carne debajo de la piel. Extienda la pasta restante uniformemente sobre la piel. Vierta el vino en el fondo de la fuente para asar.

3. Ase de 1¼ a 1½ horas o hasta que la piel esté dorada y un termómetro de lectura instantánea insertado en el centro del asado (sin tocar el hueso) registre 170 ° F, girando la bandeja para asar a la mitad del tiempo de cocción. Deje reposar de 15 a 30 minutos antes de cortar.

4. Mientras tanto, para la salsa BBQ de cerezas, en una cacerola mediana combine las cerezas y el agua. Llevar a ebullición; reducir el calor. Cocine a fuego lento, sin tapar, durante 5 minutos. Incorpora la salsa BBQ; cocine a fuego lento durante 5 minutos. Sirve tibio oa temperatura ambiente con el pavo.

SOLOMILLO DE PAVO ESTOFADO EN VINO

DEBERES: 30 minutos de cocción: 35 minutos rinde: 4 porciones

---

COCINAR EL PAVO A LA SARTÉNEN UNA COMBINACIÓN DE VINO, TOMATES ROMA PICADOS, CALDO DE POLLO, HIERBAS FRESCAS Y PIMIENTO ROJO TRITURADO LE DA UN GRAN SABOR. SIRVA ESTE PLATO CON FORMA DE ESTOFADO EN TAZONES POCO PROFUNDOS Y CON CUCHARAS GRANDES PARA OBTENER UN POCO DEL SABROSO CALDO CON CADA BOCADO.

2 solomillos de pavo de 8 a 12 onzas, cortados en trozos de 1 pulgada

2 cucharadas de condimento para aves sin sal agregada

2 cucharadas de aceite de oliva

6 dientes de ajo picados (1 cucharada)

1 taza de cebolla picada

½ taza de apio picado

6 tomates roma, sin semillas y picados (aproximadamente 3 tazas)

½ taza de vino blanco seco, como Sauvignon Blanc

½ taza de caldo de huesos de pollo (ver receta) o caldo de pollo sin sal agregada

½ cucharadita de romero fresco finamente cortado

¼ a ½ cucharadita de pimiento rojo triturado

½ taza de hojas de albahaca fresca, picadas

½ taza de perejil fresco cortado en tiras

1. En un tazón grande, mezcle los trozos de pavo con el condimento para aves para cubrirlos. En una sartén antiadherente extra grande, caliente 1 cucharada de aceite de oliva a fuego medio. Cocine el pavo en tandas en aceite caliente hasta que se dore por todos lados. (No es necesario que el pavo esté bien cocido). Transfiera a un plato y manténgalo caliente.

2. Agregue la 1 cucharada de aceite de oliva restante a la sartén. Sube el fuego a medio-alto. Agrega el ajo; cocine y revuelva por 1 minuto. Agrega la cebolla y el apio; cocine y revuelva durante 5 minutos. Agregue el pavo y los jugos del plato, los tomates, el vino, el caldo de huesos de pollo, el romero y el pimiento rojo triturado. Reduce el calor a medio-bajo. Tape y cocine por 20 minutos, revolviendo ocasionalmente. Agrega la albahaca y el perejil. Destape y cocine por 5 minutos más o hasta que el pavo ya no esté rosado.

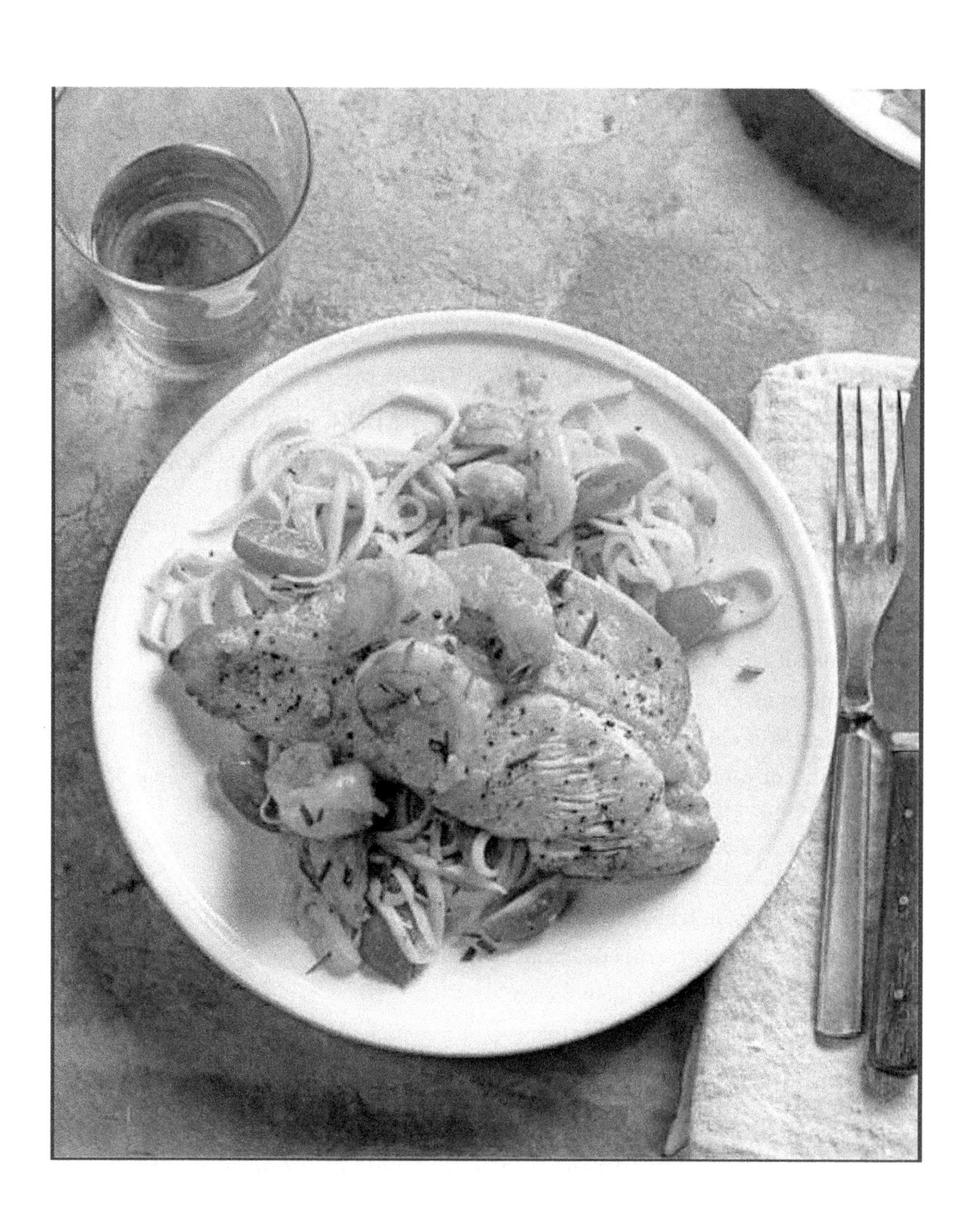

PECHUGA DE PAVO SALTEADA CON SALSA DE CEBOLLINO Y LANGOSTINOS

DEBERES: 30 minutos de cocción: 15 minutos rinde: 4 porciones FOTO

CORTAR LOS SOLOMILLOS DE PAVO POR LA MITAD HORIZONTALMENTE LO MÁS UNIFORMEMENTE POSIBLE, PRESIONE LIGERAMENTE HACIA ABAJO EN CADA UNO CON LA PALMA DE SU MANO, APLICANDO UNA PRESIÓN CONSTANTE, MIENTRAS CORTA LA CARNE.

¼ taza de aceite de oliva

2 solomillos de pechuga de pavo de 8 a 12 onzas, cortados por la mitad horizontalmente

¼ de cucharadita de pimienta negra recién molida

3 cucharadas de aceite de oliva

4 dientes de ajo picados

8 onzas de camarones medianos pelados y desvenados, sin colas y cortados por la mitad a lo largo

¼ de taza de vino blanco seco, caldo de huesos de pollo (ver receta), o caldo de pollo sin sal agregada

2 cucharadas de cebollino fresco cortado en tiras

½ cucharadita de cáscara de limón finamente rallada

1 cucharada de jugo de limón fresco

Fideos de calabaza y tomates (ver receta, a continuación) (opcional)

1. En una sartén extra grande, caliente 1 cucharada de aceite de oliva a fuego medio-alto. Agrega el pavo a la sartén; espolvorear con pimienta. Reduzca el fuego a medio. Cocine de 12 a 15 minutos o hasta que ya no esté rosado y los jugos salgan claros (165 ° F), volteando una vez a la mitad del tiempo de cocción. Retire los filetes de pavo de la sartén. Cubrir con papel de aluminio para mantener el calor.

2. Para la salsa, en la misma sartén caliente las 3 cucharadas de aceite a fuego medio. Agrega el ajo; cocine por 30 segundos. Agrega los camarones; cocine y revuelva por 1 minuto. Agregue el vino, las cebolletas y la cáscara de limón; cocine y revuelva por 1 minuto más o hasta que los camarones estén opacos. Retírelo del calor; agregue el jugo de limón. Para servir, vierta la salsa sobre los filetes de pavo. Si lo desea, sírvalo con fideos de calabaza y tomates.

Fideos de calabaza y tomates: Con un pelador de mandolina o juliana, corte 2 calabazas de verano amarillas en tiras en juliana. En una sartén grande, caliente 1 cucharada de aceite de oliva extra virgen a fuego medio-alto. Agrega las tiras de calabaza; cocine por 2 minutos. Agregue 1 taza de tomates uva en cuartos y ¼ de cucharadita de pimienta negra recién molida; cocine por 2 minutos más o hasta que la calabaza esté tierna pero crujiente.

PAVO ESTOFADO CON VERDURAS DE RAÍZ

DEBERES: 30 minutos de cocción: 1 hora 45 minutos rinde: 4 porciones

ESTE ES UNO DE ESOS PLATOS DESEA PREPARAR EN UNA FRESCA TARDE DE OTOÑO CUANDO TENGA TIEMPO PARA DAR UN PASEO MIENTRAS HIERVE A FUEGO LENTO EN EL HORNO. SI EL EJERCICIO NO DESPIERTA EL APETITO, EL MARAVILLOSO AROMA CUANDO ENTRAS POR LA PUERTA SIN DUDA LO HARÁ.

3 cucharadas de aceite de oliva

4 patas de pavo de 20 a 24 onzas

½ cucharadita de pimienta negra recién molida

6 dientes de ajo, pelados y triturados

1½ cucharaditas de semillas de hinojo, magulladas

1 cucharadita de pimienta de Jamaica entera, magullada *

1½ tazas de caldo de huesos de pollo (ver receta) o caldo de pollo sin sal agregada

2 ramitas de romero fresco

2 ramitas de tomillo fresco

1 hoja de laurel

2 cebollas grandes, peladas y cortadas en 8 gajos cada una

6 zanahorias grandes, peladas y cortadas en rodajas de 1 pulgada

2 nabos grandes, pelados y cortados en cubos de 1 pulgada

2 chirivías medianas, peladas y cortadas en rodajas de 1 pulgada **

1 raíz de apio, pelada y cortada en trozos de 1 pulgada

1. Precaliente el horno a 350 ° F. En una sartén grande, caliente el aceite de oliva a fuego medio-alto hasta que brille. Agrega 2 de las piernas de pavo. Cocine unos 8 minutos o hasta que las piernas estén doradas y crujientes por todos lados, volviéndolas a dorar uniformemente.

Transfiera las piernas de pavo a un plato; repita con las 2 patas de pavo restantes. Dejar de lado.

2. Agregue pimienta, ajo, semillas de hinojo y semillas de pimienta de Jamaica a la sartén. Cocine y revuelva a fuego medio durante 1 a 2 minutos o hasta que esté fragante. Agregue el caldo de huesos de pollo, el romero, el tomillo y la hoja de laurel. Deje hervir, revolviendo para raspar los trozos dorados del fondo de la sartén. Retire la sartén del fuego y reserve.

3. En un horno holandés extragrande con tapa hermética, combine las cebollas, las zanahorias, los nabos, las chirivías y la raíz de apio. Agrega el líquido de la sartén; revuelva para cubrir. Presione las piernas de pavo en la mezcla de verduras. Cubra con una tapa.

4. Hornee aproximadamente 1 hora y 45 minutos o hasta que las verduras estén tiernas y el pavo esté bien cocido. Sirva las piernas de pavo y las verduras en tazones grandes y poco profundos. Rocíe los jugos de la sartén por encima.

* Consejo: para machacar las semillas de pimienta de Jamaica y de hinojo, coloque las semillas en una tabla de cortar. Con el lado plano de un cuchillo de chef, presione hacia abajo para triturar ligeramente las semillas.

** Consejo: corte en cubos los trozos grandes de la parte superior de las chirivías.

PASTEL DE CARNE DE PAVO CON HIERBAS CON SALSA DE TOMATE DE CEBOLLA CARAMELIZADA Y GAJOS DE REPOLLO ASADO

DEBERES: 15 minutos de cocción: 30 minutos de horneado: 1 hora 10 minutos de reposo: 5 minutos rinde: 4 porciones

---

EL CLÁSICO PASTEL DE CARNE CON SALSA DE TOMATE ES DEFINITIVAMENTE EN EL MENÚ PALEO CUANDO EL KETCHUP (VER RECETA) ESTÁ LIBRE DE SAL Y AZÚCARES AÑADIDOS. AQUÍ, LA SALSA DE TOMATE SE MEZCLA JUNTO CON LAS CEBOLLAS CARAMELIZADAS, QUE SE APILAN ENCIMA DEL PASTEL DE CARNE ANTES DE HORNEAR.

1½ libras de pavo molido

2 huevos, ligeramente batidos

½ taza de harina de almendras

⅓ taza de perejil fresco cortado en tiras

¼ de taza de cebolletas en rodajas finas (2)

1 cucharada de salvia fresca cortada en tiras o 1 cucharadita de salvia seca, triturada

1 cucharada de tomillo fresco cortado en tiras o 1 cucharadita de tomillo seco, triturado

¼ de cucharadita de pimienta negra

2 cucharadas de aceite de oliva

2 cebollas dulces, cortadas por la mitad y en rodajas finas

1 taza de Ketchup Paleo (ver receta)

1 repollo de cabeza pequeña, cortado por la mitad, sin corazón y cortado en 8 gajos

½ a 1 cucharadita de pimiento rojo triturado

1. Precaliente el horno a 350 ° F. Cubra una fuente grande para hornear con papel pergamino; dejar de lado. En un tazón

grande combine el pavo molido, los huevos, la harina de almendras, el perejil, las cebolletas, la salvia, el tomillo y la pimienta negra. En la bandeja para hornear preparada, forme la mezcla de pavo en un pan de 8 × 4 pulgadas. Hornea por 30 minutos.

2. Mientras tanto, para el ketchup de cebolla caramelizada, en una sartén grande caliente 1 cucharada de aceite de oliva a fuego medio. Agrega las cebollas; cocine unos 5 minutos o hasta que las cebollas empiecen a dorarse, revolviendo con frecuencia. Reduce el calor a medio-bajo; cocine unos 25 minutos o hasta que estén dorados y muy suaves, revolviendo ocasionalmente. Retírelo del calor; agregue la salsa de tomate Paleo Ketchup.

3. Coloque un poco de salsa de tomate de cebolla caramelizada sobre el pan de pavo. Coloque las rodajas de repollo alrededor de la hogaza. Rocíe el repollo con la cucharada restante de aceite de oliva; espolvorear con pimiento rojo triturado. Hornee unos 40 minutos o hasta que un termómetro de lectura instantánea insertado en el centro de la barra registre 165 ° F, cubra con salsa de tomate de cebolla caramelizada adicional y voltee las rodajas de repollo después de 20 minutos. Deje reposar el pan de pavo durante 5 a 10 minutos antes de cortarlo.

4. Sirva el pan de pavo con las rodajas de repollo y el ketchup de cebolla caramelizada restante.

PAVO POSOLE

DEBERES: 20 minutos para asar: 8 minutos para cocinar: 16 minutos para: 4 porciones

LOS INGREDIENTES DE ESTA SOPA CALIENTE AL ESTILO MEXICANOSON MÁS QUE GUARNICIONES. EL CILANTRO AGREGA UN SABOR DISTINTIVO, EL AGUACATE APORTA CREMOSIDAD Y LAS PEPITAS TOSTADAS BRINDAN UN DELICIOSO CRUJIDO.

8 tomatillos frescos

1¼ a 1½ libras de pavo molido

1 pimiento rojo, sin semillas y cortado en tiras finas del tamaño de un bocado

½ taza de cebolla picada (1 mediana)

6 dientes de ajo picados (1 cucharada)

1 cucharada de condimento mexicano (ver receta)

2 tazas de caldo de huesos de pollo (ver receta) o caldo de pollo sin sal agregada

1 lata de 14.5 onzas de tomates asados al fuego sin sal agregada, sin escurrir

1 chile jalapeño o serrano, sin semillas y picado (ver inclinar)

1 aguacate mediano, cortado por la mitad, pelado, sin semillas y en rodajas finas

¼ de taza de pepitas sin sal, tostadas (ver inclinar)

¼ taza de cilantro fresco cortado en tiras

Rodajas de limón

1. Precaliente el asador. Retire las cáscaras de los tomatillos y deséchelos. Lave los tomatillos y córtelos en mitades. Coloque las mitades de tomatillo en la rejilla sin calentar de una asadera. Ase a 4 a 5 pulgadas del fuego durante 8 a 10 minutos o hasta que estén ligeramente carbonizados, volteando una vez a la mitad del asado. Deje enfriar un poco en una sartén sobre una rejilla de alambre.

2. Mientras tanto, en una sartén grande cocine el pavo, el pimiento dulce y la cebolla a fuego medio-alto durante 5 a 10 minutos o hasta que el pavo esté dorado y las verduras

tiernas, revolviendo con una cuchara de madera para romper la carne mientras se cocina. Escurre la grasa si es necesario. Agregue el ajo y el condimento mexicano. Cocine y revuelva por 1 minuto más.

3. En una licuadora, combine aproximadamente dos tercios de los tomatillos carbonizados y 1 taza de caldo de huesos de pollo. Cubra y mezcle hasta que quede suave. Agregue a la mezcla de pavo en la sartén. Agregue la 1 taza restante del caldo de huesos de pollo, los tomates sin escurrir y el chile. Pica en trozos grandes los tomatillos restantes; agregar a la mezcla de pavo. Llevar a ebullición; reducir el calor. Tape y cocine a fuego lento durante 10 minutos.

4. Para servir, sirva la sopa en tazones para servir poco profundos. Cubra con aguacate, pepitas y cilantro. Pase rodajas de lima para exprimirlas sobre la sopa.

CALDO DE HUESO DE POLLO

DEBERES: 15 minutos de asado: 30 minutos de cocción: 4 horas de enfriamiento: durante la noche hace: aproximadamente 10 tazas

PARA EL MEJOR SABOR MÁS FRESCO Y MÁS ALTO CONTENIDO DE NUTRIENTES: USE CALDO DE POLLO CASERO EN SUS RECETAS. (TAMPOCO CONTIENE SAL, CONSERVANTES NI ADITIVOS). ASAR LOS HUESOS ANTES DE HERVIR A FUEGO LENTO MEJORA EL SABOR. A MEDIDA QUE SE COCINAN LENTAMENTE EN LÍQUIDO, LOS HUESOS INFUNDEN AL CALDO MINERALES COMO CALCIO, FÓSFORO, MAGNESIO Y POTASIO. LA SIGUIENTE VARIACIÓN DE OLLA DE COCCIÓN LENTA HACE QUE SEA ESPECIALMENTE FÁCIL DE HACER. CONGÉLELO EN RECIPIENTES DE 2 Y 4 TAZAS Y DESCONGELE SOLO LO QUE NECESITE.

2 libras de alitas y lomos de pollo

4 zanahorias picadas

2 puerros grandes, solo las partes blancas y verde pálido, en rodajas finas

2 tallos de apio con hojas, picados en trozos grandes

1 chirivía, picada en trozos grandes

6 ramitas grandes de perejil italiano (de hoja plana)

6 ramitas de tomillo fresco

4 dientes de ajo, cortados por la mitad

2 cucharaditas de granos de pimienta negra enteros

2 clavos de olor enteros

Agua fría

1. Precaliente el horno a 425 ° F. Coloque las alitas de pollo y el lomo en una bandeja para hornear grande; Ase de 30 a 35 minutos o hasta que esté bien dorado.

2. Transfiera los trozos de pollo dorado y los trozos dorados acumulados en la bandeja para hornear a una olla grande. Agregue zanahorias, puerros, apio, chirivía, perejil, tomillo, ajo, granos de pimienta y clavo. Agregue suficiente agua fría (aproximadamente 12 tazas) a una olla grande para cubrir el pollo y las verduras. Llevar a fuego lento a fuego medio; ajuste el fuego para mantener el caldo a fuego lento muy lento, con burbujas apenas rompiendo la superficie. Tape y cocine a fuego lento durante 4 horas.

3. Colar el caldo caliente a través de un colador grande forrado con dos capas de estopilla húmeda 100% algodón. Deseche los sólidos. Cubra el caldo y enfríe durante la noche. Antes de usar, retire la capa de grasa de la parte superior del caldo y deséchelo.

Consejo: Para aclarar el caldo (opcional), en un tazón pequeño combine 1 clara de huevo, 1 cáscara de huevo triturada y ¼ de taza de agua fría. Revuelva la mezcla en el caldo colado en una olla. Vuelva a hervir. Retírelo del calor; déjelo reposar durante 5 minutos. Cuele el caldo caliente a través de un colador forrado con una doble capa fresca de estopilla 100% algodón. Enfríe y elimine la grasa antes de usar.

Instrucciones de la olla de cocción lenta: Prepare según las instrucciones, excepto en el Paso 2, coloque los ingredientes en una olla de cocción lenta de 5 a 6 cuartos de galón. Tape y cocine a fuego lento durante 12 a 14 horas. Continúe como se indica en el paso 3. Rinde aproximadamente 10 tazas.

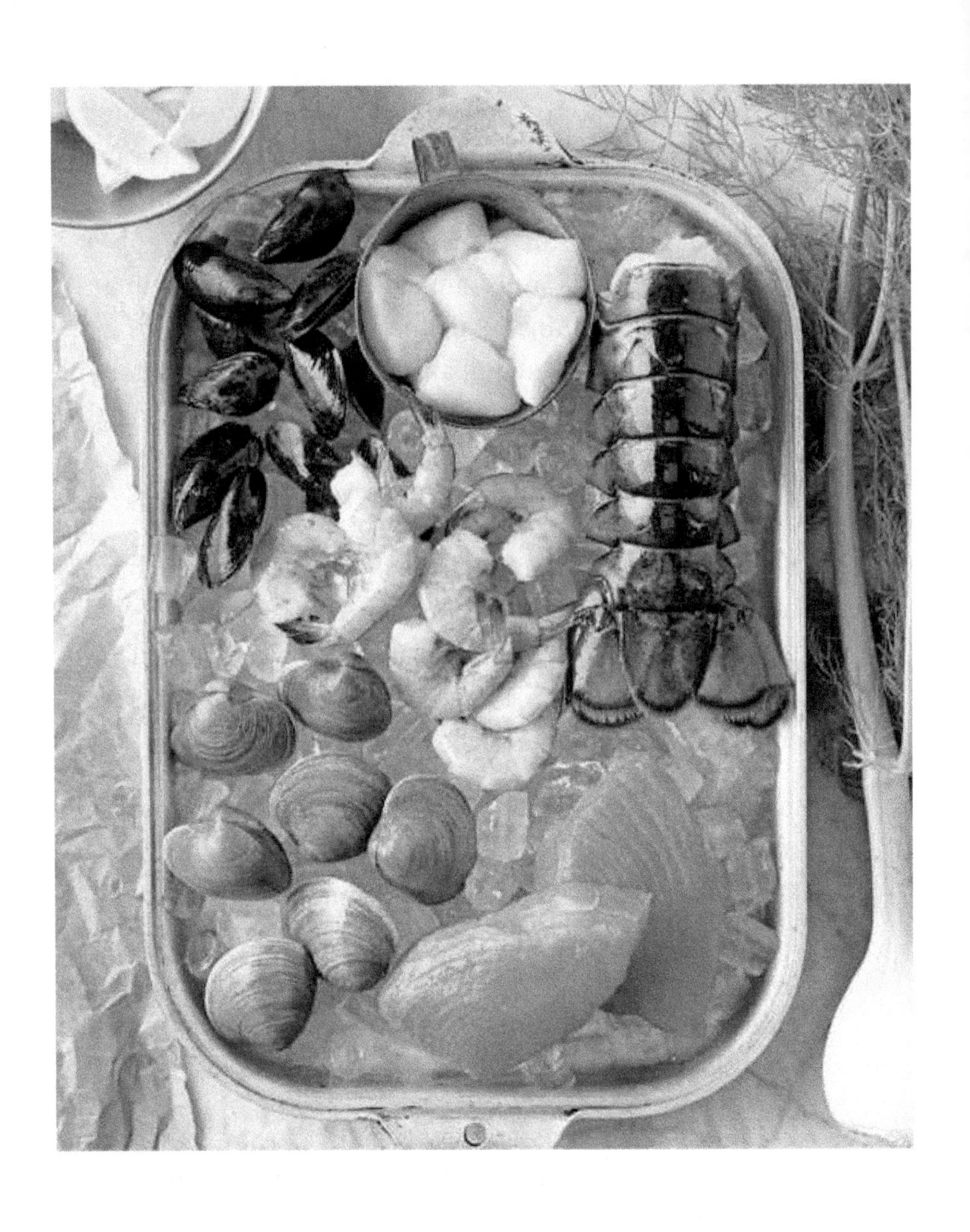

SALMÓN HARISSA VERDE

DEBERES: 25 minutos de horneado: 10 minutos a la parrilla: 8 minutos rinde: 4 porciones FOTO

SE UTILIZA UN PELADOR DE VERDURAS ESTÁNDAR. PARA CORTAR LOS ESPÁRRAGOS FRESCOS CRUDOS EN TIRAS FINAS PARA LA ENSALADA. MEZCLADO CON VINAGRETA DE CÍTRICOS BRILLANTE (VERRECETA) Y CUBIERTO CON SEMILLAS DE GIRASOL TOSTADAS Y AHUMADAS, ES UN ACOMPAÑAMIENTO REFRESCANTE DEL SALMÓN Y LA SALSA PICANTE DE HIERBAS VERDES.

SALMÓN

4 filetes de salmón sin piel frescos o congelados de 6 a 8 onzas, de aproximadamente 1 pulgada de grosor

Aceite de oliva

HARISSA

1½ cucharaditas de semillas de comino

1½ cucharaditas de semillas de cilantro

1 taza de hojas de perejil fresco bien compactas

1 taza de cilantro fresco picado en trozos grandes (hojas y tallos)

2 jalapeños, sin semillas y picados en trozos grandes (ver inclinar)

1 cebolleta, cortada

2 dientes de ajo

1 cucharadita de cáscara de limón finamente rallada

2 cucharadas de jugo de limón fresco

⅓ taza de aceite de oliva

SEMILLAS DE GIRASOL ESPECIADAS

⅓ taza de semillas de girasol crudas

1 cucharadita de aceite de oliva

1 cucharadita de condimento ahumado (ver receta)

ENSALADA

12 espárragos grandes, recortados (aproximadamente 1 libra)

⅓ taza de vinagreta de cítricos brillante (ver receta)

1. Descongele el pescado, si está congelado; seque con toallas de papel. Unte ligeramente ambos lados del pescado con aceite de oliva. Dejar de lado.

2. Para la harissa, en una sartén pequeña, tueste las semillas de comino y las semillas de cilantro a fuego medio-bajo durante 3 a 4 minutos o hasta que estén ligeramente tostadas y fragantes. En un procesador de alimentos combine el comino tostado y las semillas de cilantro, el perejil, el cilantro, los jalapeños, la cebolleta, el ajo, la cáscara de limón, el jugo de limón y el aceite de oliva. Procese hasta que quede suave. Dejar de lado.

3. Para las semillas de girasol condimentadas, precaliente el horno a 300 ° F. Cubra una bandeja para hornear con papel pergamino; dejar de lado. En un tazón pequeño, combine las semillas de girasol y 1 cucharadita de aceite de oliva. Espolvoree el condimento ahumado sobre las semillas; revuelva para cubrir. Extienda las semillas de girasol de manera uniforme sobre el papel pergamino. Hornee unos 10 minutos o hasta que estén ligeramente tostados.

4. Para una parrilla de carbón o gas, coloque el salmón en una rejilla para parrilla engrasada directamente a fuego medio. Cubra y cocine a la parrilla durante 8 a 12 minutos o hasta que el pescado comience a descascararse cuando lo pruebe con un tenedor, volteándolo una vez a la mitad de la parrilla.

5. Mientras tanto, para la ensalada, con un pelador de verduras, corte los espárragos en tiras largas y delgadas. Transfiera a una fuente o tazón mediano. (Las puntas se romperán a medida que los tallos se adelgacen; agréguelos a una fuente o tazón). Rocíe la vinagreta de cítricos brillantes sobre los tallos afeitados. Espolvorea con semillas de girasol condimentadas.

6. Para servir, coloque un filete en cada uno de los cuatro platos; vierta un poco de harissa verde en cada filete. Sirva con ensalada de espárragos rallados.

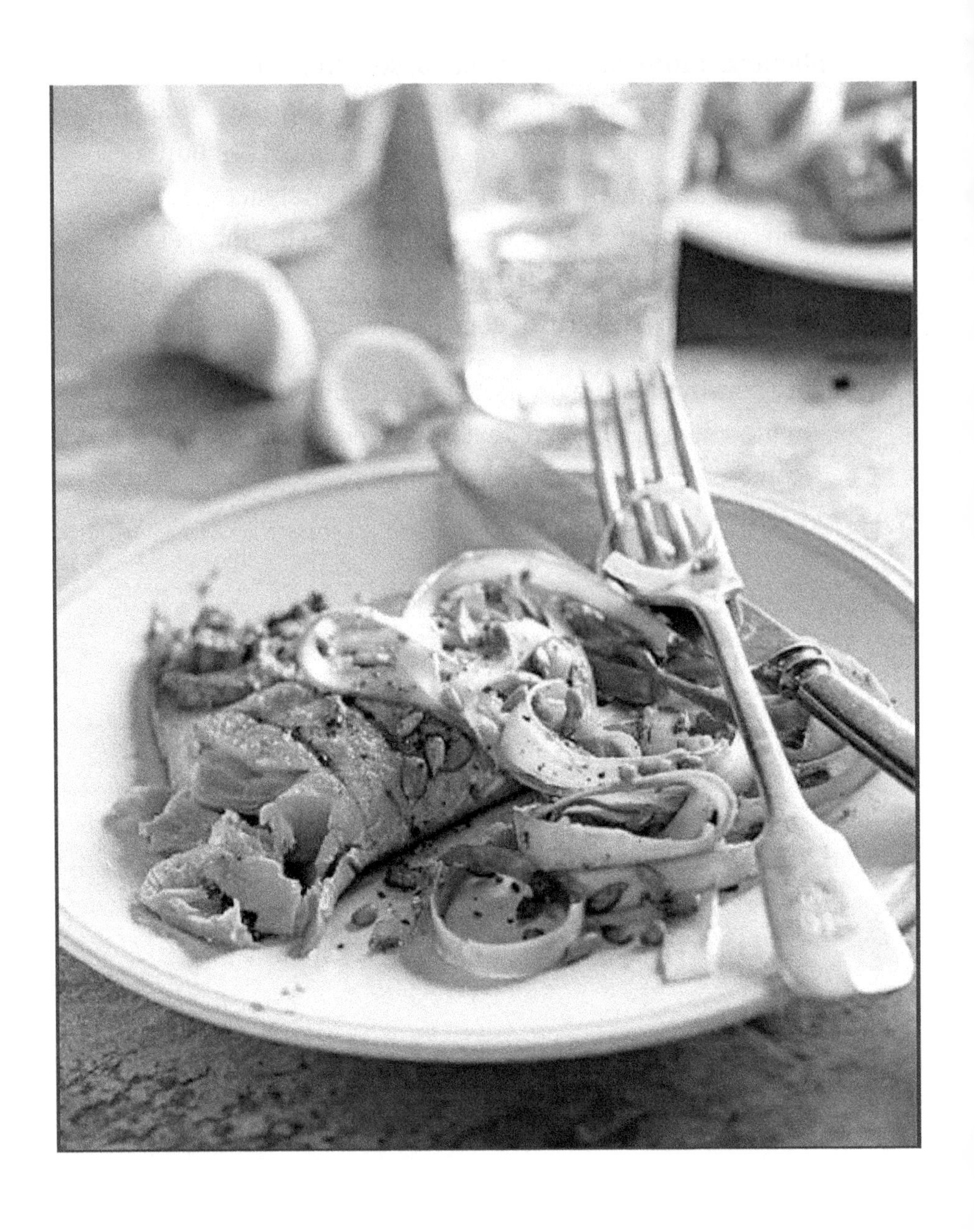

SALMÓN A LA PARRILLA CON ENSALADA DE CORAZÓN DE ALCACHOFAS ADOBADAS

DEBERES: 20 minutos grill: 12 minutos rinde: 4 porciones

A MENUDO, LAS MEJORES HERRAMIENTAS PARA PREPARAR UNA ENSALADA SON TUS MANOS. HACER QUE LAS LECHUGAS TIERNAS Y LAS ALCACHOFAS A LA PARRILLA SE INCORPOREN DE MANERA UNIFORME EN ESTA ENSALADA SE HACE MEJOR CON LAS MANOS LIMPIAS.

4 filetes de salmón fresco o congelado de 6 onzas

1 paquete de 9 onzas de corazones de alcachofa congelados, descongelados y escurridos

5 cucharadas de aceite de oliva

2 cucharadas de chalotas picadas

1 cucharada de cáscara de limón finamente rallada

¼ taza de jugo de limón fresco

3 cucharadas de orégano fresco cortado en tiras

½ cucharadita de pimienta negra recién molida

1 cucharada de condimento mediterráneo (ver receta)

1 paquete de 5 onzas de lechugas baby mixtas

1. Descongele el pescado, si está congelado. Enjuague el pescado; seque con toallas de papel. Ponga el pescado a un lado.

2. En un tazón mediano, mezcle los corazones de alcachofa con 2 cucharadas de aceite de oliva; dejar de lado. En un tazón grande combine 2 cucharadas de aceite de oliva, las chalotas, la cáscara de limón, el jugo de limón y el orégano; dejar de lado.

3. Para una parrilla de carbón o gas, coloque los corazones de alcachofa en una canasta para parrilla y cocine directamente a fuego medio-alto. Tape y cocine a la parrilla durante 6 a 8 minutos o hasta que estén bien carbonizados y calientes, revolviendo con frecuencia. Retire las alcachofas de la parrilla. Deje enfriar 5 minutos, luego agregue las alcachofas a la mezcla de chalote. Sazone con pimienta; revuelva para cubrir. Dejar de lado.
4. Unte el salmón con la cucharada restante de aceite de oliva; espolvorear con el condimento mediterráneo. Coloque el salmón en la parrilla, con los lados sazonados hacia abajo, directamente a fuego medio-alto. Tape y cocine a la parrilla durante 6 a 8 minutos o hasta que el pescado comience a descascararse cuando lo pruebe con un tenedor, volteándolo con cuidado una vez a la mitad del asado.
5. Agregue las lechugas al tazón con las alcachofas marinadas; revuelva suavemente para cubrir. Sirve la ensalada con salmón a la plancha.

SALMÓN DE SALVIA Y CHILE ASADO INSTANTÁNEAMENTE CON SALSA DE TOMATE VERDE

DEBERES: 35 minutos de frío: 2 a 4 horas de asado: 10 minutos rinde: 4 porciones

"FLASH-TUESTE" SE REFIERE A LA TÉCNICA DE CALENTAR UNA SARTÉN SECA EN EL HORNO A ALTA TEMPERATURA, AGREGAR UN POCO DE ACEITE Y EL PESCADO, POLLO O CARNE (¡CHISPORROTEA!), LUEGO TERMINAR EL PLATO EN EL HORNO. EL TUESTE RÁPIDO REDUCE EL TIEMPO DE COCCIÓN Y CREA UNA CORTEZA DELICIOSAMENTE CRUJIENTE EN EL EXTERIOR Y UN INTERIOR JUGOSO Y SABROSO.

SALMÓN

- 4 filetes de salmón fresco o congelado de 5 a 6 onzas
- 3 cucharadas de aceite de oliva
- ¼ de taza de cebolla finamente picada
- 2 dientes de ajo, pelados y en rodajas
- 1 cucharada de cilantro molido
- 1 cucharadita de comino molido
- 2 cucharaditas de pimentón dulce
- 1 cucharadita de orégano seco, triturado
- ¼ de cucharadita de pimienta de cayena
- ⅓ taza de jugo de lima fresco
- 1 cucharada de salvia fresca cortada en tiras

SALSA DE TOMATE VERDE

- 1½ tazas de tomates verdes firmes cortados en cubitos
- ⅓ taza de cebolla morada finamente picada
- 2 cucharadas de cilantro fresco cortado en tiras
- 1 jalapeño, sin semillas y picado (ver inclinar)

1 diente de ajo picado

½ cucharadita de comino molido

¼ de cucharadita de chile en polvo

2 a 3 cucharadas de jugo de limón fresco

1. Descongele el pescado, si está congelado. Enjuague el pescado; seque con toallas de papel. Ponga el pescado a un lado.

2. Para la pasta de chile y salvia, en una cacerola pequeña combine 1 cucharada de aceite de oliva, cebolla y ajo. Cocine a fuego lento durante 1 a 2 minutos o hasta que esté fragante. Agrega el cilantro y el comino; cocine y revuelva por 1 minuto. Agrega el pimentón, el orégano y la pimienta de cayena; cocine y revuelva por 1 minuto. Agregue jugo de limón y salvia; cocine y revuelva unos 3 minutos o hasta que se forme una pasta suave; frio.

3. Con los dedos, cubra ambos lados de los filetes con pasta de salvia y chile. Coloque el pescado en un plato de vidrio o no reactivo; cubra bien con una envoltura de plástico. Refrigere de 2 a 4 horas.

4. Mientras tanto, para la salsa, en un tazón mediano combine los tomates, la cebolla, el cilantro, el jalapeño, el ajo, el comino y el chile en polvo. Mezcle bien para mezclar. Rocíe con jugo de limón; revuelva para cubrir.

4. Con una espátula de goma, raspe toda la pasta que pueda del salmón. Desechar la pasta.

5. Coloque una sartén extragrande de hierro fundido en el horno. Encienda el horno a 500 ° F. Precaliente el horno con una sartén.

6. Retire la sartén caliente del horno. Vierta 1 cucharada de aceite de oliva en la sartén. Incline la sartén para cubrir el fondo de la sartén con aceite. Coloque los filetes en la sartén, con la piel hacia abajo. Unte la parte superior de los filetes con la cucharada restante de aceite de oliva.
7. Ase el salmón unos 10 minutos o hasta que el pescado comience a descascararse cuando lo pruebe con un tenedor. Sirve pescado con salsa.

SALMÓN ASADO Y ESPÁRRAGOS EN PAPILLOTE CON PESTO DE LIMÓN Y AVELLANAS

DEBERES: 20 minutos de asado: 17 minutos rinde: 4 porciones

COCINAR "EN PAPILLOTE" SIGNIFICA SIMPLEMENTE COCINAR EN PAPEL.ES UNA FORMA HERMOSA DE COCINAR POR MUCHAS RAZONES. EL PESCADO Y LAS VERDURAS SE CUECEN AL VAPOR DENTRO DEL PAQUETE DE PERGAMINO, SELLANDO LOS JUGOS, EL SABOR Y LOS NUTRIENTES, Y NO HAY OLLAS NI SARTENES PARA LAVAR DESPUÉS.

4 filetes de salmón fresco o congelado de 6 onzas

1 taza de hojas de albahaca fresca ligeramente compactadas

1 taza de hojas frescas de perejil ligeramente empaquetadas

½ taza de avellanas tostadas *

5 cucharadas de aceite de oliva

1 cucharadita de cáscara de limón finamente rallada

2 cucharadas de jugo de limón fresco

1 diente de ajo picado

1 libra de espárragos finos, recortados

4 cucharadas de vino blanco seco

1. Descongele el salmón, si está congelado. Enjuague el pescado; seque con toallas de papel. Precaliente el horno a 400 ° F.

2. Para el pesto, en una licuadora o procesador de alimentos combine la albahaca, el perejil, las avellanas, el aceite de oliva, la piel de limón, el jugo de limón y el ajo. Cubra y mezcle o procese hasta que quede suave; dejar de lado.

3. Corta cuatro cuadrados de papel pergamino de 30 cm (30 cm). Para cada paquete, coloque un filete de salmón en el centro de un cuadrado de pergamino. Cubra con un cuarto de los espárragos y 2 a 3 cucharadas de pesto; rocíe con 1 cucharada de vino. Levante dos lados opuestos del papel pergamino y dóblelos varias veces sobre el pescado. Doble los extremos del pergamino para sellar. Repita para hacer tres paquetes más.

4. Ase de 17 a 19 minutos o hasta que el pescado comience a descascararse cuando lo pruebe con un tenedor (abra con cuidado el paquete para verificar que esté cocido).

* Consejo: Para tostar las avellanas, precaliente el horno a 350 ° F. Extienda las nueces en una sola capa en una fuente para hornear poco profunda. Hornee de 8 a 10 minutos o hasta que esté ligeramente tostado, revolviendo una vez para tostar uniformemente. Enfríe un poco las nueces. Coloque las nueces tibias sobre un paño de cocina limpio; frote con la toalla para quitar las pieles sueltas.

SALMÓN CONDIMENTADO CON SALSA DE CHAMPIÑONES Y MANZANA

EMPEZAR A ACABAR: 40 minutos rinde: 4 porciones

ESTE FILETE DE SALMÓN ENTERO CUBIERTO CON UNA MEZCLA DE CHAMPIÑONES SALTEADOS, CHALOTA, RODAJAS DE MANZANA DE PIEL ROJA, Y SERVIDO SOBRE UNA CAMA DE ESPINACAS DE COLOR VERDE BRILLANTE, ES UN PLATO IMPRESIONANTE PARA SERVIR A LOS INVITADOS.

1 1½ libra de filete de salmón entero fresco o congelado, con piel

1 cucharadita de semillas de hinojo, finamente trituradas *

½ cucharadita de salvia seca, triturada

½ cucharadita de cilantro molido

¼ de cucharadita de mostaza seca

¼ de cucharadita de pimienta negra

2 cucharadas de aceite de oliva

1½ tazas de champiñones cremini frescos, cortados en cuartos

1 chalota mediana, en rodajas muy finas

1 manzana pequeña para cocinar, cortada en cuartos, sin corazón y en rodajas finas

¼ taza de vino blanco seco

4 tazas de espinaca fresca

Ramitas pequeñas de salvia fresca (opcional)

1. Descongele el salmón, si está congelado. Precaliente el horno a 425 ° F. Cubra una bandeja para hornear grande con papel pergamino; dejar de lado. Enjuague el pescado; seque con toallas de papel. Coloque el salmón, con la piel hacia abajo, en una bandeja para hornear preparada. En un tazón pequeño, combine las semillas de hinojo, ½ cucharadita de salvia seca, cilantro, mostaza y pimienta.

Espolvorea uniformemente sobre el salmón; frote con los dedos.

2. Mida el grosor del pescado. Ase el salmón durante 4 a 6 minutos por cada ½ pulgada de grosor o hasta que el pescado comience a descascararse cuando lo pruebe con un tenedor.

3. Mientras tanto, para la salsa sartén, en una sartén grande caliente el aceite de oliva a fuego medio. Agregue los champiñones y la chalota; cocine de 6 a 8 minutos o hasta que los champiñones estén tiernos y comiencen a dorarse, revolviendo ocasionalmente. Agrega la manzana; tape y cocine y revuelva por 4 minutos más. Agregue con cuidado el vino. Cocine, sin tapar, de 2 a 3 minutos o hasta que las rodajas de manzana estén tiernas. Con una espumadera, transfiera la mezcla de champiñones a un tazón mediano; cubrir para mantener el calor.

4. En la misma sartén cocine las espinacas durante 1 minuto o hasta que las espinacas estén blandas, revolviendo constantemente. Divida las espinacas en cuatro platos para servir. Corte el filete de salmón en cuatro porciones iguales, cortando hasta la piel, pero sin atravesarla. Use una espátula grande para quitar las porciones de salmón de la piel; coloque una porción de salmón sobre espinacas en cada plato. Vierta la mezcla de champiñones uniformemente sobre el salmón. Si lo desea, decore con salvia fresca.

* Consejo: Utilice un mortero y un molinillo de especias para triturar finamente las semillas de hinojo.

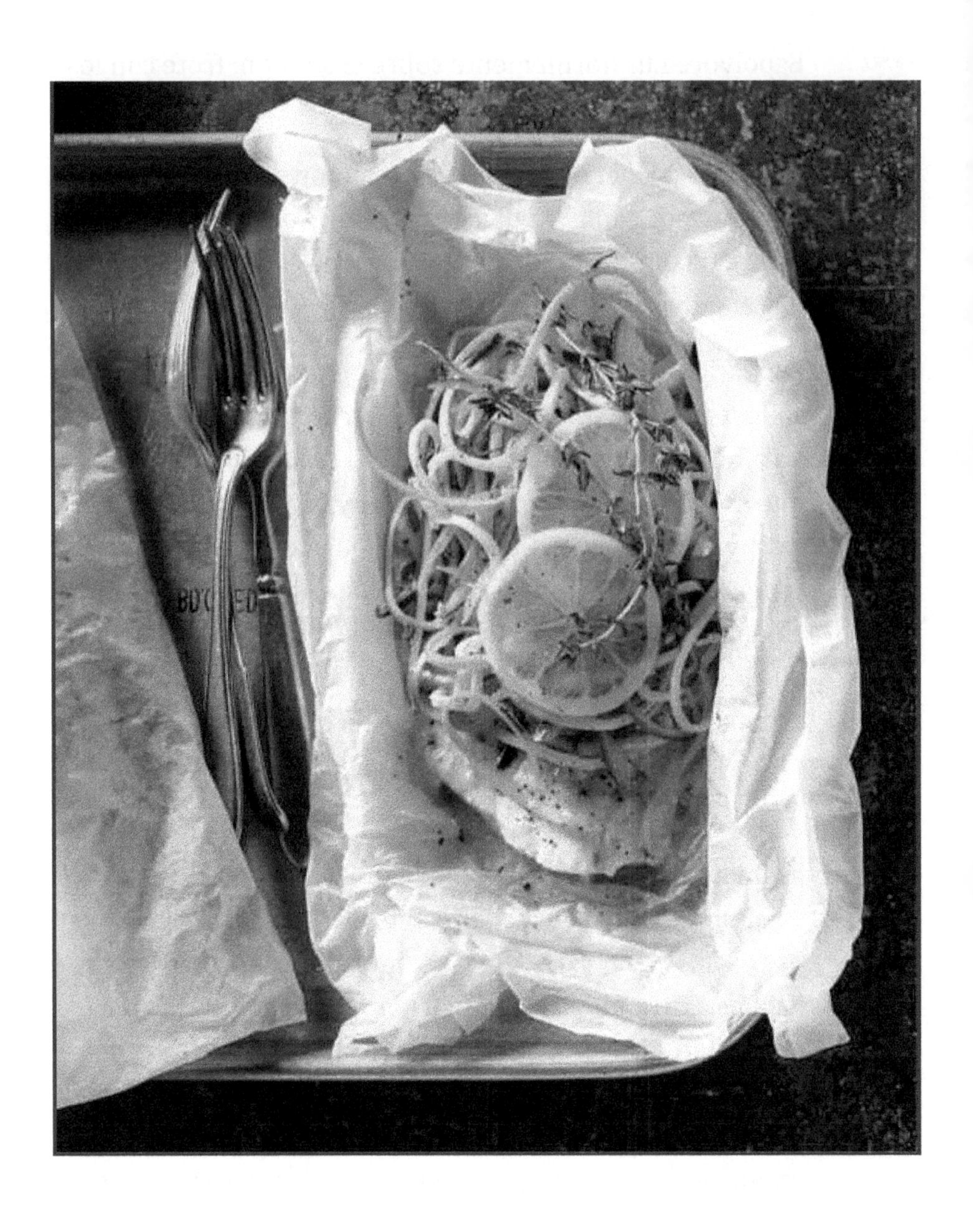

LENGUADO EN PAPILLOTE CON VERDURAS JULIANAS

DEBERES: 30 minutos de horneado: 12 minutos rinde: 4 porciones FOTO

CIERTAMENTE PUEDES CORTAR VERDURAS EN JULIANA CON UN BUEN CUCHILLO DE COCINERO AFILADO, PERO LLEVA MUCHO TIEMPO. UN PELADOR EN JULIANA (VER"EQUIPO") HACE UN TRABAJO RÁPIDO AL CREAR TIRAS DE VERDURAS LARGAS, DELGADAS Y DE FORMAS UNIFORMES.

4 filetes de lenguado, platija u otros filetes de pescado blanco firmes, frescos o congelados

1 calabacín cortado en juliana

1 zanahoria grande, cortada en juliana

½ de cebolla morada, cortada en juliana

2 tomates roma, sin semillas y finamente picados

2 dientes de ajo picados

1 cucharada de aceite de oliva

½ cucharadita de pimienta negra

1 limón, cortado en 8 rodajas finas, sin semillas

8 ramitas de tomillo fresco

4 cucharaditas de aceite de oliva

¼ taza de vino blanco seco

1. Descongele el pescado, si está congelado. Precaliente el horno a 375 ° F. En un tazón grande combine el calabacín, la zanahoria, la cebolla, los tomates y el ajo. Agregue 1 cucharada de aceite de oliva y ¼ de cucharadita de pimienta; revuelva bien para combinar. Deja las verduras a un lado.

2. Corte cuatro cuadrados de papel pergamino de 14 pulgadas. Enjuague el pescado; seque con toallas de papel. Coloque

un filete en el centro de cada cuadrado. Espolvoree con el ¼ de cucharadita de pimienta restante. Coloque las verduras, las rodajas de limón y las ramitas de tomillo encima de los filetes, dividiendo uniformemente. Rocíe cada pila con 1 cucharadita de aceite de oliva y 1 cucharada de vino blanco.

3. Trabajando con un paquete a la vez, levante dos lados opuestos del papel pergamino y dóblelos varias veces sobre el pescado. Doble los extremos del pergamino para sellar.

4. Coloque los paquetes en una bandeja para hornear grande. Hornee aproximadamente 12 minutos o hasta que el pescado comience a descascararse cuando lo pruebe con un tenedor (abra con cuidado el paquete para verificar que esté listo).

5. Para servir, coloque cada paquete en un plato; paquetes abiertos con cuidado.

TACOS DE PESTO DE RÚCULA CON CREMA DE LIMA AHUMADA

DEBERES: Parrilla de 30 minutos: 4 a 6 minutos por cada ½ pulgada de grosor rinde: 6 porciones

PUEDES SUSTITUIR EL LENGUADO POR BACALAO—SÓLO NO TILAPIA. LA TILAPIA ES, LAMENTABLEMENTE, UNA DE LAS PEORES OPCIONES PARA LOS PECES. ES CASI UNIVERSALMENTE CRIADA EN GRANJAS Y CON FRECUENCIA EN CONDICIONES HORRIBLES, POR LO QUE SI BIEN LA TILAPIA ES CASI OMNIPRESENTE, DEBE EVITARSE.

4 filetes de lenguado frescos o congelados de 4 a 5 onzas, de aproximadamente ½ pulgada de grosor

1 receta de Pesto de rúcula (ver receta)

½ taza de crema de anacardos (ver receta)

1 cucharadita de condimento ahumado (ver receta)

½ cucharadita de cáscara de lima finamente rallada

12 hojas de lechuga mantecosa

1 aguacate maduro, cortado por la mitad, sin semillas, pelado y cortado en rodajas finas

1 taza de tomate picado

¼ taza de cilantro fresco cortado en tiras

1 lima, cortada en gajos

1. Descongele el pescado, si está congelado. Enjuague el pescado; seque con toallas de papel. Ponga el pescado a un lado.

2. Frote un poco de Pesto de rúcula en ambos lados del pescado.

3. Para una parrilla de carbón o gas, coloque el pescado en una rejilla engrasada directamente a fuego medio. Tape y

cocine a la parrilla durante 4 a 6 minutos o hasta que el pescado comience a descascararse cuando lo pruebe con un tenedor, volteándolo una vez a la mitad de la parrilla.

4. Mientras tanto, para la crema de lima ahumada, en un tazón pequeño mezcle la crema de anacardos, el condimento ahumado y la cáscara de lima.

5. Con un tenedor, parta el pescado en trozos. Rellena las hojas de mantequilla con pescado, rodajas de aguacate y tomate; espolvorear con cilantro. Rocíe los tacos con crema de lima ahumada. Sirva con rodajas de lima para exprimir sobre los tacos.

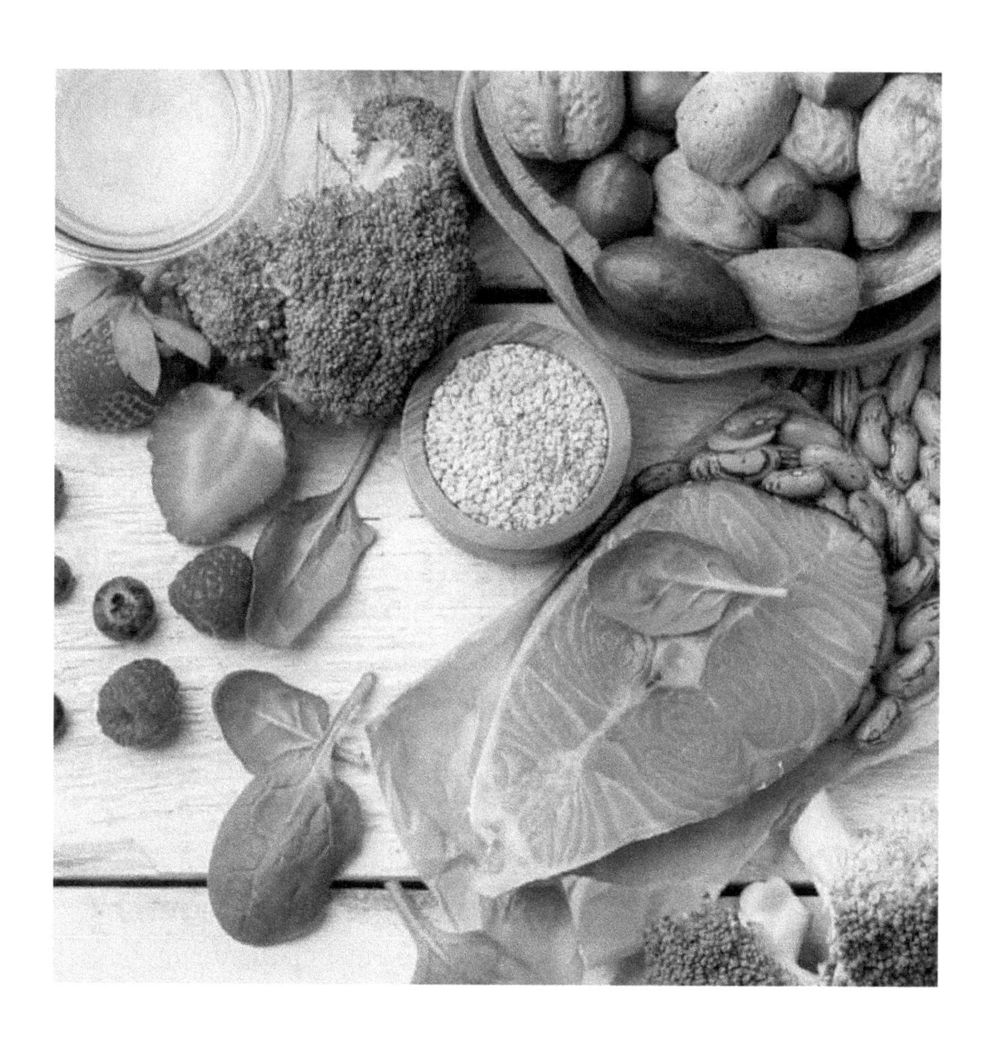

PAQUETES DE BACALAO Y CALABACÍN A LA PARRILLA CON SALSA PICANTE DE MANGO Y ALBAHACA

DEBERES: 20 minutos grill: 6 minutos rinde: 4 porciones

1 a 1½ libras de bacalao fresco o congelado, de ½ a 1 pulgada de grosor

4 piezas de 24 pulgadas de largo, papel de aluminio de 12 pulgadas de ancho

1 calabacín mediano, cortado en juliana

Condimento de hierbas de limón (ver receta)

¼ taza de Chipotle Paleo Mayo (ver receta)

1 a 2 cucharadas de mango maduro hecho puré *

1 cucharada de jugo de lima o limón fresco o vinagre de vino de arroz

2 cucharadas de albahaca fresca cortada

1. Descongele el pescado, si está congelado. Enjuague el pescado; seque con toallas de papel. Corte el pescado en cuatro porciones.

2. Dobla cada trozo de papel de aluminio por la mitad para crear un cuadrado de 30 cm (30 cm) de doble espesor. Coloque una porción de pescado en el medio de un cuadrado de papel de aluminio. Cubra con una cuarta parte del calabacín. Espolvorea con condimento de hierbas de limón. Levante dos lados opuestos del papel de aluminio y dóblelo varias veces sobre el calabacín y el pescado. Dobla los extremos del papel de aluminio. Repita para hacer tres paquetes más. Para la salsa, en un tazón pequeño mezcle el Chipotle Paleo Mayo, el mango, el jugo de limón y la albahaca; dejar de lado.

3. Para una parrilla de carbón o parrilla de gas, coloque los paquetes en la rejilla de la parrilla engrasada

directamente a fuego medio. Cubra y cocine a la parrilla durante 6 a 9 minutos o hasta que el pescado comience a descascararse cuando lo pruebe con un tenedor y el calabacín esté crujiente y tierno (abra el paquete con cuidado para probar que está cocido). No dé la vuelta a los paquetes mientras asa a la parrilla. Cubra cada porción con salsa.

* Consejo: Para el puré de mango, en una licuadora combine ¼ de taza de mango picado y 1 cucharada de agua. Cubra y mezcle hasta que quede suave. Agregue los restos de mango en puré a un batido.

BACALAO ESCALFADO AL RIESLING CON TOMATES RELLENOS CON PESTO

DEBERES: 30 minutos de cocción: 10 minutos rinde: 4 porciones

1 a 1½ libras de filetes de bacalao frescos o congelados, de aproximadamente 1 pulgada de grosor

4 tomates roma

3 cucharadas de Pesto de albahaca (ver receta)

¼ de cucharadita de pimienta negra molida

1 taza de Riesling o Sauvignon Blanc seco

1 ramita de tomillo fresco o ½ cucharadita de tomillo seco, triturado

1 hoja de laurel

½ taza de agua

2 cucharadas de cebollín picado

Rodajas de limón

1. Descongele el pescado, si está congelado. Corta los tomates por la mitad horizontalmente. Saque las semillas y parte de la pulpa. (Si es necesario para que el tomate se asiente, corte una rebanada muy fina del extremo, teniendo cuidado de no hacer un agujero en el fondo del tomate). Coloque un poco de pesto en cada mitad de tomate; espolvorear con pimienta molida; dejar de lado.

2. Enjuague el pescado; seque con toallas de papel. Corta el pescado en cuatro trozos. Coloque una canasta vaporera en una sartén grande con tapa hermética. Agregue aproximadamente ½ pulgada de agua a la sartén. Llevar a ebullición; reduzca el fuego a medio. Agregue los tomates, cortados hacia arriba, a la canasta. Cubra y cocine al vapor durante 2 a 3 minutos o hasta que esté completamente caliente.

3. Coloque los tomates en un plato; cubrir para mantener el calor. Saca la canasta de la vaporera de la sartén; desechar el agua. Agregue vino, tomillo, laurel y ½ taza de agua a la sartén. Llevar a ebullición; Reduce el calor a medio-bajo. Agrega el pescado y la cebolleta. Cocine a fuego lento, tapado, durante 8 a 10 minutos o hasta que el pescado comience a descascararse cuando lo pruebe con un tenedor.

4. Rocíe el pescado con un poco del líquido de la caza furtiva. Sirva el pescado con tomates rellenos de pesto y rodajas de limón.

BACALAO A LA PARRILLA CON COSTRA DE PISTACHO Y CILANTRO SOBRE PURÉ DE CAMOTES

DEBERES: 20 minutos de cocción: 10 minutos de asado: 4 a 6 minutos por cada ½ pulgada de grosor rinde: 4 porciones

1 a 1½ libras de bacalao fresco o congelado

Aceite de oliva o aceite de coco refinado

2 cucharadas de pistachos, nueces o almendras molidos

1 clara de huevo

½ cucharadita de cáscara de limón finamente rallada

1½ libras de batatas, peladas y cortadas en trozos

2 dientes de ajo

1 cucharada de aceite de coco

1 cucharada de jengibre fresco rallado

½ cucharadita de comino molido

¼ de taza de leche de coco (como Nature's Way)

4 cucharaditas de pesto de cilantro o pesto de albahaca (ver recetas)

1. Descongele el pescado, si está congelado. Precaliente el asador. Rejilla de aceite de una asadera. En un tazón pequeño combine las nueces molidas, la clara de huevo y la cáscara de limón; dejar de lado.

2. Para los camotes triturados, en una cacerola mediana cocine los camotes y el ajo en suficiente agua hirviendo para cubrirlos durante 10 a 15 minutos o hasta que estén tiernos. Drenar; Regrese las batatas y el ajo a la cacerola. Con un machacador de papas, machaca las batatas. Agregue 1 cucharada de aceite de coco, jengibre y comino. Triturar con leche de coco hasta que esté suave y esponjoso.

3. Enjuague el pescado; seque con toallas de papel. Corte el pescado en cuatro trozos y colóquelo en la rejilla preparada sin calentar de una asadera. Mételo debajo de los bordes delgados. Unte cada pieza con Pesto de Cilantro. Vierta la mezcla de nueces sobre el pesto y extienda suavemente. Ase el pescado a 4 pulgadas del fuego durante 4 a 6 minutos por ½ pulgada de grosor o hasta que el pescado comience a descascararse cuando lo pruebe con un tenedor, cubriendo con papel de aluminio durante el asado si la capa comienza a quemarse. Sirve pescado con batatas.

BACALAO AL ROMERO Y MANDARINA CON BRÓCOLI ASADO

DEBERES: 15 minutos marinado: hasta 30 minutos horneado: 12 minutos rinde: 4 porciones

1 a 1½ libras de bacalao fresco o congelado

1 cucharadita de cáscara de mandarina finamente rallada

½ taza de jugo fresco de mandarina o naranja

4 cucharadas de aceite de oliva

2 cucharaditas de romero fresco cortado en tiras

¼ a ½ cucharadita de pimienta negra molida

1 cucharadita de cáscara de mandarina finamente rallada

3 tazas de floretes de brócoli

¼ de cucharadita de pimiento rojo triturado

Rodajas de mandarina, sin semillas

1. Precaliente el horno a 450 ° F. Descongele el pescado, si está congelado. Enjuague el pescado; seque con toallas de papel. Corte el pescado en cuatro porciones. Mide el grosor del pescado. En un plato poco profundo combine la cáscara de mandarina, el jugo de mandarina, 2 cucharadas de aceite de oliva, romero y pimienta negra; agregue pescado. Cubra y deje marinar en el refrigerador hasta por 30 minutos.

2. En un tazón grande, mezcle el brócoli con las 2 cucharadas restantes de aceite de oliva y el pimiento rojo triturado. Coloque en una fuente para hornear de 2 cuartos de galón.

3. Unte ligeramente un molde para hornear poco profundo con aceite de oliva adicional. Escurre el pescado, reservando la marinada. Coloque el pescado en la sartén, metiéndolo debajo de los bordes finos. Coloque el pescado y el brócoli

en el horno. Hornee el brócoli durante 12 a 15 minutos o hasta que esté tierno y crujiente, revolviendo una vez a la mitad de la cocción. Hornee el pescado durante 4 a 6 minutos por cada ½ pulgada de grosor de pescado o hasta que el pescado comience a descascararse cuando lo pruebe con un tenedor.

4. En una cacerola pequeña, hierva la marinada reservada; cocine por 2 minutos. Rocíe la marinada sobre el pescado cocido. Sirva el pescado con brócoli y rodajas de mandarina.

WRAPS DE LECHUGA DE BACALAO AL CURRY CON RÁBANOS EN ESCABECHE

DEBERES: 20 minutos de reposo: 20 minutos de cocción: 6 minutos rinde: 4 porciones
FOTO

1 libra de filetes de bacalao frescos o congelados

6 rábanos, rallados en trozos grandes

6 a 7 cucharadas de vinagre de sidra

½ cucharadita de pimiento rojo triturado

2 cucharadas de aceite de coco sin refinar

¼ taza de mantequilla de almendras

1 diente de ajo picado

2 cucharaditas de jengibre finamente rallado

2 cucharadas de aceite de oliva

1½ a 2 cucharaditas de curry en polvo sin sal agregada

4 a 8 hojas de lechuga mantecosa u hojas de lechuga

1 pimiento rojo, cortado en juliana

2 cucharadas de cilantro fresco cortado en tiras

1. Descongele el pescado, si está congelado. En un tazón mediano combine los rábanos, 4 cucharadas de vinagre y ¼ de cucharadita de pimiento rojo triturado; déjelo reposar durante 20 minutos, revolviendo ocasionalmente.

2. Para la salsa de mantequilla de almendras, en una cacerola pequeña derrita el aceite de coco a fuego lento. Agregue la mantequilla de almendras hasta que quede suave. Agregue el ajo, el jengibre y la ¼ de cucharadita de pimiento rojo triturado restante. Retírelo del calor. Agregue las 2 a 3 cucharadas restantes de vinagre de sidra, revolviendo hasta que quede suave; dejar de lado. (La salsa se espesará un poco cuando se le agregue vinagre).

3. Enjuague el pescado; seque con toallas de papel. En una sartén grande calentar el aceite de oliva y el curry en polvo a fuego medio. Agrega el pescado; cocine de 3 a 6 minutos o hasta que el pescado comience a descascararse cuando lo pruebe con un tenedor, volteándolo una vez a la mitad del tiempo de cocción. Con dos tenedores, desmenuce el pescado en forma gruesa.

4. Escurrir los rábanos; desechar la marinada. Vierta un poco de pescado, tiras de pimiento dulce, mezcla de rábano y salsa de mantequilla de almendras en cada hoja de lechuga. Espolvorea con cilantro. Envuelva la hoja alrededor del relleno. Si lo desea, asegure las envolturas con palillos de madera.

ABADEJO ASADO CON LIMÓN E HINOJO

DEBERES: 25 minutos de asado: 50 minutos rinde: 4 porciones

EL EGLEFINO, EL ABADEJO Y EL BACALAO TIENEN PULPA BLANCA FIRME DE SABOR SUAVE. SON INTERCAMBIABLES EN LA MAYORÍA DE RECETAS, INCLUIDO ESTE SENCILLO PLATO DE PESCADO Y VERDURAS AL HORNO CON HIERBAS Y VINO.

4 filetes de eglefino, abadejo o bacalao frescos o congelados de 6 onzas, de aproximadamente ½ pulgada de grosor

1 bulbo grande de hinojo, sin corazón y en rodajas, con las hojas reservadas y picadas

4 zanahorias medianas, cortadas por la mitad verticalmente y en rodajas en trozos de 2 a 3 pulgadas de largo

1 cebolla morada, cortada por la mitad y en rodajas

2 dientes de ajo picados

1 limón en rodajas finas

3 cucharadas de aceite de oliva

½ cucharadita de pimienta negra

¾ taza de vino blanco seco

2 cucharadas de perejil fresco finamente cortado

2 cucharadas de hojas de hinojo frescas cortadas

2 cucharaditas de cáscara de limón finamente rallada

1. Descongele el pescado, si está congelado. Precaliente el horno a 400 ° F. En una fuente para hornear rectangular de 3 cuartos, combine el hinojo, las zanahorias, la cebolla, el ajo y las rodajas de limón. Rocíe con 2 cucharadas de aceite de oliva y espolvoree con ¼ de cucharadita de pimienta; revuelva para cubrir. Vierta el vino en un plato. Cubra el plato con papel de aluminio.

2. Ase durante 20 minutos. Descubrir; revuelva la mezcla de verduras. Ase de 15 a 20 minutos más o hasta que las

verduras estén tiernas pero crujientes. Revuelva la mezcla de verduras. Espolvorea el pescado con el ¼ de cucharadita de pimienta restante; coloque el pescado encima de la mezcla de verduras. Rocíe con la cucharada restante de aceite de oliva. Ase de 8 a 10 minutos o hasta que el pescado comience a descascararse cuando lo pruebe con un tenedor.

3. En un tazón pequeño, combine el perejil, las hojas de hinojo y la cáscara de limón. Para servir, divida la mezcla de pescado y verduras entre los platos para servir. Vierta los jugos de la sartén sobre el pescado y las verduras. Espolvorea con la mezcla de perejil.

PARGO EN COSTRA DE NUECES CON REMOULADE Y QUIMBOMBÓ AL ESTILO CAJÚN Y TOMATES

DEBERES: 1 hora de cocción: 10 minutos de horneado: 8 minutos rinde: 4 porciones

ESTE PLATO DE PESCADO DIGNO DE LA COMPAÑÍA TOMA UN POCO DE TIEMPO PREPARARLO, PERO LOS RICOS SABORES HACEN QUE VALGA LA PENA. EL REMOULADE, UNA SALSA A BASE DE MAYONESA CON ADEREZO DE MOSTAZA, LIMÓN Y CAJÚN Y CONFECCIONADO CON PIMIENTO ROJO PICADO, CEBOLLETAS Y PEREJIL, SE PUEDE PREPARAR CON UN DÍA DE ANTICIPACIÓN Y ENFRIAR.

4 cucharadas de aceite de oliva

½ taza de nueces pecanas finamente picadas

2 cucharadas de perejil fresco picado

1 cucharada de tomillo fresco picado

2 filetes de pargo rojo de 8 onzas, de ½ pulgada de grosor

4 cucharaditas de condimento cajún (ver receta)

½ taza de cebolla picada

½ taza de pimiento verde picado

½ taza de apio cortado en cubitos

1 cucharada de ajo picado

1 libra de vainas de quingombó fresco, cortadas en rodajas de 1 pulgada de grosor (o espárragos frescos, cortados en trozos de 1 pulgada)

8 onzas de tomates cherry o uva, cortados por la mitad

2 cucharaditas de tomillo fresco picado

Pimienta negra

Rémoulade (ver receta, derecha)

1. En una sartén mediana, caliente 1 cucharada de aceite de oliva a fuego medio. Agregue las nueces y tueste durante

unos 5 minutos o hasta que estén doradas y fragantes, revolviendo con frecuencia. Transfiera las nueces a un tazón pequeño y déjelas enfriar. Agrega el perejil y el tomillo y reserva.

2. Precaliente el horno a 400 ° F. Cubra una bandeja para hornear con papel pergamino o papel de aluminio. Coloque los filetes de pargo en la bandeja para hornear, con la piel hacia abajo y espolvoree cada uno con 1 cucharadita de condimento cajún. Con una brocha de repostería, aplique 2 cucharadas de aceite de oliva en los filetes. Divida la mezcla de nueces de manera uniforme entre los filetes, presionando las nueces suavemente sobre la superficie del pescado para que se adhieran. Cubra todas las áreas expuestas del filete de pescado con nueces si es posible. Hornea el pescado de 8 a 10 minutos o hasta que se desmenuce fácilmente con la punta de un cuchillo.

3. En una sartén grande, caliente la 1 cucharada de aceite de oliva restante a fuego medio-alto. Agregue la cebolla, el pimiento dulce, el apio y el ajo. Cocine y revuelva durante 5 minutos o hasta que las verduras estén tiernas pero crujientes. Agregue la okra en rodajas (o espárragos si se usa) y los tomates; cocine de 5 a 7 minutos o hasta que la okra esté tierna pero crujiente y los tomates comiencen a partirse. Retirar del fuego y sazonar con tomillo y pimienta negra al gusto. Sirva las verduras con pargo y Rémoulade.

Remoulade: En un procesador de alimentos, presione ½ taza de pimiento rojo picado, ¼ de taza de cebolletas picadas y

2 cucharadas de perejil fresco picado hasta que estén finas. Agregue ¼ de taza de Paleo Mayo (veareceta), ¼ taza de mostaza estilo Dijon (ver receta), 1½ cucharaditas de jugo de limón y ¼ de cucharadita de condimento cajún (ver receta). Pulsa hasta que se combinen. Transfiera a un tazón para servir y refrigere hasta que esté listo para servir. (El remoulade puede prepararse con 1 día de anticipación y enfriarse).

EMPANADAS DE ATÚN AL ESTRAGÓN CON ALIOLI DE AGUACATE Y LIMÓN

DEBERES: 25 minutos de cocción: 6 minutos rinde: 4 porciones FOTO

JUNTO CON EL SALMÓN, EL ATÚN ES UNO DE LOS RAROS TIPOS DE PESCADO QUE SE PUEDEN PICAR FINAMENTE Y FORMAR HAMBURGUESAS. TENGA CUIDADO DE NO PROCESAR EN EXCESO EL ATÚN EN EL PROCESADOR DE ALIMENTOS; PROCESARLO EN EXCESO LO ENDURECE.

1 libra de filetes de atún sin piel frescos o congelados

1 clara de huevo, ligeramente batida

¾ taza de harina de linaza dorada molida

1 cucharada de estragón o eneldo fresco cortado en tiras

2 cucharadas de cebollino fresco cortado en tiras

1 cucharadita de cáscara de limón finamente rallada

2 cucharadas de aceite de linaza, aceite de aguacate o aceite de oliva

1 aguacate mediano, sin semillas

3 cucharadas de Paleo Mayo (ver receta)

1 cucharadita de cáscara de limón finamente rallada

2 cucharaditas de jugo de limón fresco

1 diente de ajo picado

4 onzas de espinacas tiernas (alrededor de 4 tazas bien empaquetadas)

⅓ taza de vinagreta de ajo asado (ver receta)

1 manzana Granny Smith, sin corazón y cortada en trozos del tamaño de una cerilla

¼ de taza de nueces tostadas picadas (ver inclinar)

1. Descongele el pescado, si está congelado. Enjuague el pescado; seque con toallas de papel. Corte el pescado en trozos de 1½ pulgada. Coloque el pescado en un procesador de alimentos; procese con legumbres de encendido / apagado hasta que estén finamente picadas.

(Tenga cuidado de no procesar en exceso o endurecerá la hamburguesa). Ponga el pescado a un lado.

2. En un tazón mediano combine la clara de huevo, ¼ de taza de la harina de linaza, el estragón, el cebollino y la cáscara de limón. Agrega el pescado; revuelva suavemente para combinar. Forme la mezcla de pescado en cuatro empanadas de ½ pulgada de grosor.

3. Coloque la ½ taza de harina de linaza restante en un plato poco profundo. Sumerja las hamburguesas en la mezcla de linaza, volteándolas para cubrirlas uniformemente.

4. En una sartén extra grande, caliente el aceite a fuego medio. Cocine las hamburguesas de atún en aceite caliente durante 6 a 8 minutos o hasta que un termómetro de lectura instantánea insertado horizontalmente en las hamburguesas registre 160 ° F, girando una vez a la mitad del tiempo de cocción.

5. Mientras tanto, para el alioli, en un tazón mediano use un tenedor para triturar el aguacate. Agregue Paleo Mayo, cáscara de limón, jugo de limón y ajo. Triturar hasta que esté bien mezclado y casi suave.

6. Coloque las espinacas en un tazón mediano. Rocíe las espinacas con la vinagreta de ajo asado; revuelva para cubrir. Para cada porción, coloque una hamburguesa de atún y un cuarto de las espinacas en un plato para servir. Cubra el atún con un poco de alioli. Cubra las espinacas con la manzana y las nueces. Servir inmediatamente.

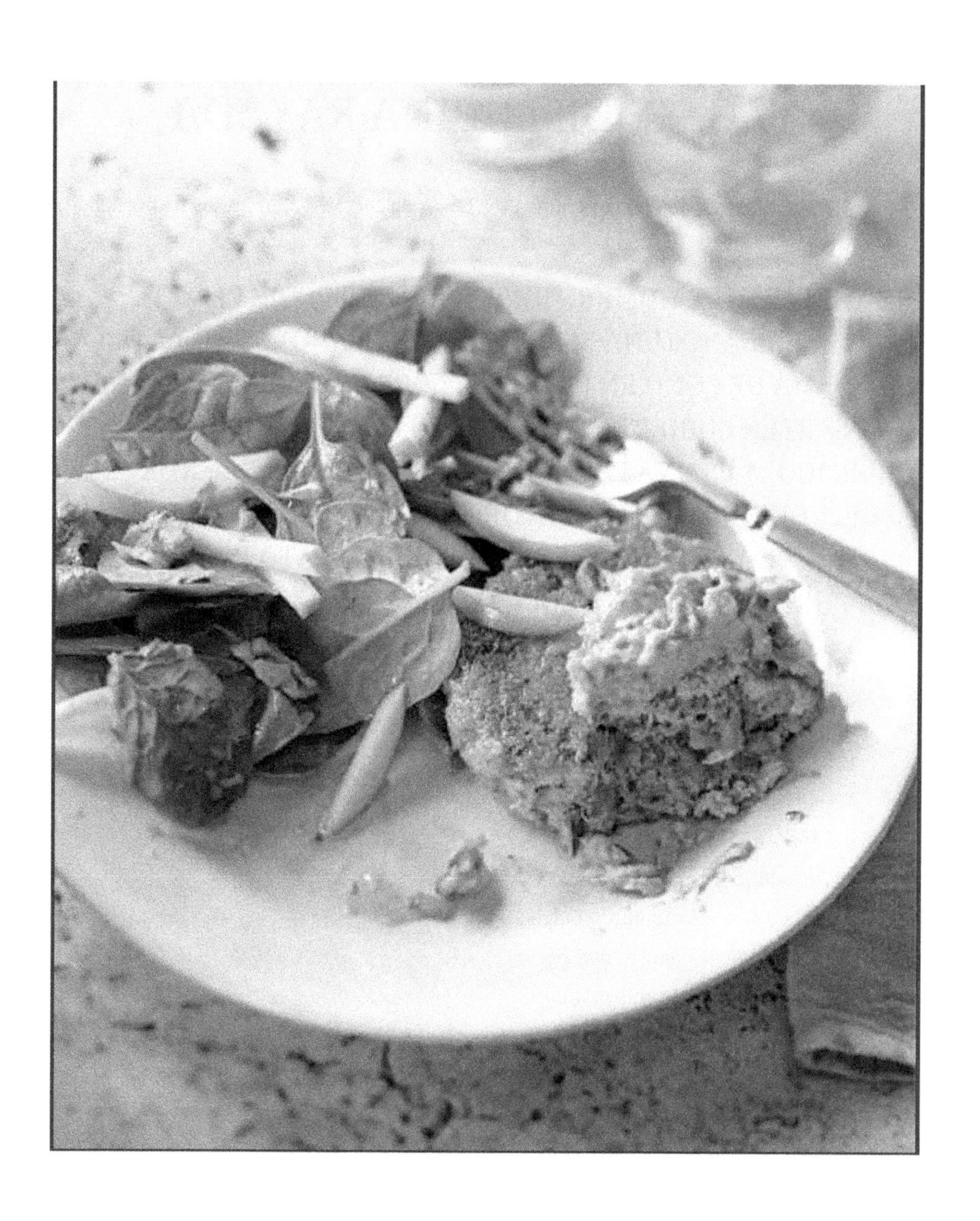

TAGINE DE LUBINA RAYADA

DEBERES: 50 minutos de enfriamiento: 1 a 2 horas de cocción: 22 minutos de horneado: 25 minutos rinde: 4 porciones

UN TAGINE ES EL NOMBRE DE TANTO UN TIPO DE PLATO NORTEAFRICANO (UNA ESPECIE DE ESTOFADO) COMO LA OLLA EN FORMA DE CONO EN LA QUE SE COCINA. SI NO TIENES UNA, UNA SARTÉN CUBIERTA PARA HORNO FUNCIONA BIEN. CHERMOULA ES UNA PASTA ESPESA DE HIERBAS DEL NORTE DE ÁFRICA QUE SE USA CON MAYOR FRECUENCIA COMO ADOBO PARA EL PESCADO. SIRVE ESTE COLORIDO PLATO DE PESCADO CON PURÉ DE CAMOTE O COLIFLOR.

4 filetes de lubina o fletán rayado frescos o congelados de 6 onzas, con piel

1 manojo de cilantro picado

1 cucharadita de cáscara de limón finamente rallada (reservar)

¼ taza de jugo de limón fresco

4 cucharadas de aceite de oliva

5 dientes de ajo picados

4 cucharaditas de comino molido

2 cucharaditas de pimentón dulce

1 cucharadita de cilantro molido

¼ de cucharadita de anís molido

1 cebolla grande, pelada, cortada por la mitad y en rodajas finas

1 lata de 15 onzas de tomates asados al fuego en cubitos sin sal agregada, sin escurrir

½ taza de caldo de huesos de pollo (ver receta) o caldo de pollo sin sal agregada

1 pimiento amarillo grande, sin semillas y cortado en tiras de ½ pulgada

1 pimiento naranja grande, sin semillas y cortado en tiras de ½ pulgada

1. Descongele el pescado, si está congelado. Enjuague el pescado; seque con toallas de papel. Coloque los filetes de

pescado en una fuente para hornear poco profunda que no sea de metal. Ponga el pescado a un lado.

2. Para la chermoula, en una licuadora o procesador de alimentos pequeño combine el cilantro, el jugo de limón, 2 cucharadas de aceite de oliva, 4 dientes de ajo picado, el comino, el pimentón, el cilantro y el anís. Cubra y procese hasta que quede suave.

3. Coloque la mitad de la chermoula sobre el pescado, volteándolo para cubrir ambos lados. Cubra y refrigere de 1 a 2 horas. Cubre la chermoula restante; déjelo reposar a temperatura ambiente hasta que lo necesite.

4. Precaliente el horno a 325 ° F. En una sartén grande para horno, caliente las 2 cucharadas de aceite restantes a fuego medio-alto. Agrega la cebolla; cocine y revuelva durante 4 a 5 minutos o hasta que estén tiernos. Incorpora el 1 diente de ajo picado restante; cocine y revuelva por 1 minuto. Agregue la chermoula reservada, los tomates, el caldo de hueso de pollo, las tiras de pimiento dulce y la cáscara de limón. Llevar a ebullición; reducir el calor. Cocine a fuego lento, sin tapar, durante 15 minutos. Si lo desea, transfiera la mezcla al tagine; cubra con pescado y cualquier chermoula restante del plato. Cubrir; hornee por 25 minutos. Servir inmediatamente.

BOUILLABAISSE DE MARISCOS

DE PRINCIPIO A FIN: 1¾ HORAS RINDE: 4 PORCIONES

COMO EL CIOPPINO ITALIANO, ESTE GUISO DE MARISCO FRANCÉSDE PESCADO Y MARISCO PARECE REPRESENTAR UNA MUESTRA DE LA PESCA DEL DÍA TIRADA EN UNA OLLA CON AJO, CEBOLLAS, TOMATES Y VINO. EL SABOR DISTINTIVO DE LA BULLABESA, SIN EMBARGO, ES LA COMBINACIÓN DE SABORES DE AZAFRÁN, HINOJO Y RALLADURA DE NARANJA.

1 libra de filete de fletán sin piel fresco o congelado, cortado en trozos dc 1 pulgada

4 cucharadas de aceite de oliva

2 tazas de cebollas picadas

4 dientes de ajo machacados

1 cabeza de hinojo, sin corazón y picado

6 tomates roma, picados

¾ taza de caldo de huesos de pollo (ver receta) o caldo de pollo sin sal agregada

¼ taza de vino blanco seco

1 taza de cebolla finamente picada

1 cabeza de hinojo, sin corazón y finamente picado

6 dientes de ajo picados

1 naranja

3 tomates roma, finamente picados

4 hebras de azafrán

1 cucharada de orégano fresco cortado en tiras

1 libra de almejas, fregadas y enjuagadas

1 libra de mejillones, sin barba, lavados y enjuagados (ver inclinar)

Orégano fresco cortado (opcional)

1. Descongele el fletán, si está congelado. Enjuague el pescado; seque con toallas de papel. Ponga el pescado a un lado.
2. En una olla de 6 a 8 cuartos de galón, caliente 2 cucharadas de aceite de oliva a fuego medio. Agregue 2 tazas de

cebollas picadas, 1 cabeza de hinojo picado y 4 dientes de ajo machacados a la olla. Cocine de 7 a 9 minutos o hasta que la cebolla esté tierna, revolviendo ocasionalmente. Agrega 6 tomates picados y 1 cabeza de hinojo picado; cocine por 4 minutos más. Agrega el caldo de huesos de pollo y el vino blanco a la olla; cocine a fuego lento durante 5 minutos; enfriar un poco. Transfiera la mezcla de vegetales a una licuadora o procesador de alimentos. Cubra y mezcle o procese hasta que quede suave; dejar de lado.

3. En el mismo horno holandés, caliente la 1 cucharada de aceite de oliva restante a fuego medio. Agregue 1 taza de cebolla finamente picada, 1 cabeza de hinojo finamente picado y 6 dientes de ajo picados. Cocine a fuego medio de 5 a 7 minutos o hasta que estén casi tiernos, revolviendo con frecuencia.

4. Utilice un pelador de verduras para quitar la ralladura de la naranja en tiras anchas; dejar de lado. Agregue la mezcla de vegetales en puré, 3 tomates picados, azafrán, orégano y tiras de ralladura de naranja al horno holandés. Llevar a ebullición; reduzca el fuego para mantener la cocción a fuego lento. Agregue las almejas, los mejillones y el pescado; revuelva suavemente para cubrir el pescado con la salsa. Ajuste el calor según sea necesario para mantener un hervor lento. Tape y cocine a fuego lento durante 3 a 5 minutos hasta que los mejillones y las almejas se hayan abierto y el pescado comience a descascararse cuando se pruebe con un tenedor. Sirva en tazones poco profundos. Si lo desea, espolvoree con orégano adicional.

CEVICHE CLÁSICO DE CAMARONES

DEBERES: 20 minutos de cocción: 2 minutos de enfriamiento: 1 hora de reposo: 30 minutos rinde: 3 a 4 porciones

ESTE PLATO LATINOAMERICANO ES UNA EXPLOSIÓNDE SABORES Y TEXTURAS. PEPINO Y APIO CRUJIENTES, AGUACATE CREMOSO, JALAPEÑOS PICANTES Y PICANTES Y CAMARONES DULCES Y DELICADOS SE ENTREMEZCLAN EN JUGO DE LIMÓN Y ACEITE DE OLIVA. EN EL CEVICHE TRADICIONAL, EL ÁCIDO DEL JUGO DE LIMA "COCINA" LOS CAMARONES, PERO UN CHAPUZÓN RÁPIDO EN AGUA HIRVIENDO NO DEJA NADA AL AZAR Y NO DAÑA EL SABOR NI LA TEXTURA DE LOS CAMARONES.

1 libra de camarones medianos frescos o congelados, pelados y desvenados, sin cola

½ de pepino, pelado, sin semillas y picado

1 taza de apio picado

½ de cebolla morada pequeña, picada

1 a 2 jalapeños, sin semillas y picados (ver inclinar)

½ taza de jugo de limón verde fresco

2 tomates roma, cortados en cubitos

1 aguacate, cortado por la mitad, sin semillas, pelado y cortado en cubitos

¼ taza de cilantro fresco cortado en tiras

3 cucharadas de aceite de oliva

½ cucharadita de pimienta negra

1. Descongele los camarones, si están congelados. Pelar y desvenar los camarones; quitar las colas. Enjuague los camarones; seque con toallas de papel.
2. Llene una cacerola grande hasta la mitad con agua. Llevar a ebullición. Agregue los camarones al agua hirviendo. Cocine, sin tapar, de 1 a 2 minutos o hasta que los

camarones se vuelvan opacos; drenar. Pon los camarones en agua fría y escúrrelos nuevamente. Corta los camarones en dados.

3. En un tazón extra grande no reactivo combine los camarones, el pepino, el apio, la cebolla, los jalapeños y el jugo de lima. Cubra y refrigere por 1 hora, revolviendo una o dos veces.

4. Agregue los tomates, el aguacate, el cilantro, el aceite de oliva y la pimienta negra. Tape y deje reposar a temperatura ambiente durante 30 minutos. Revuelva suavemente antes de servir.

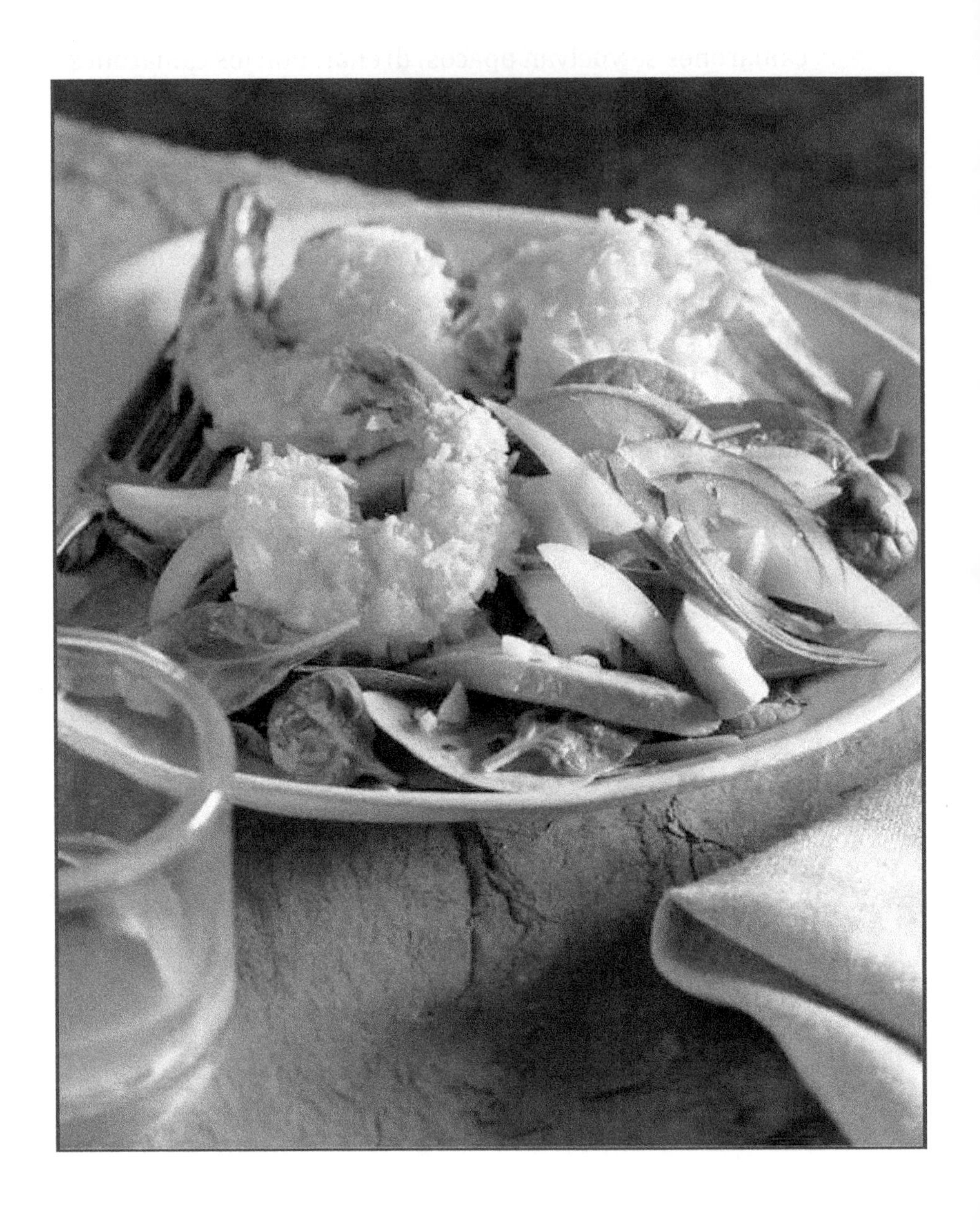

ENSALADA DE ESPINACAS Y CAMARONES CON COSTRA DE COCO

DEBERES: 25 minutos de horneado: 8 minutos rinde: 4 porciones FOTO

LATAS DE ACEITE DE OLIVA EN AEROSOL PRODUCIDAS COMERCIALMENTEPUEDE CONTENER ALCOHOL DE GRANO, LECITINA Y PROPULSOR; NO ES UNA COMBINACIÓN EXCELENTE CUANDO INTENTA COMER ALIMENTOS PUROS Y REALES Y EVITA LOS CEREALES, LAS GRASAS NO SALUDABLES, LAS LEGUMBRES Y LOS PRODUCTOS LÁCTEOS. UN ATOMIZADOR DE ACEITE USA SOLO AIRE PARA PROPULSAR EL ACEITE EN UN ROCÍO FINO, PERFECTO PARA CUBRIR LIGERAMENTE LOS CAMARONES CON COSTRA DE COCO ANTES DE HORNEARLOS.

1½ libras de camarones extragrandes frescos o congelados en concha

Atomizador Misto relleno de aceite de oliva virgen extra

2 huevos

¾ taza de coco en hojuelas o rallado sin azúcar

¾ taza de harina de almendras

½ taza de aceite de aguacate o aceite de oliva

3 cucharadas de jugo de limón fresco

2 cucharadas de jugo de lima fresco

2 dientes de ajo pequeños, picados

⅛ a ¼ de cucharadita de pimiento rojo triturado

8 tazas de espinacas tiernas frescas

1 aguacate mediano, cortado por la mitad, sin semillas, pelado y en rodajas finas

1 pimiento dulce pequeño de color naranja o amarillo, cortado en tiras finas del tamaño de un bocado

½ taza de cebolla morada picada

1. Descongele los camarones, si están congelados. Pelar y quitar las venas de los camarones, dejando las colas intactas. Enjuague los camarones; seque con toallas de

papel. Precaliente el horno a 450 ° F. Cubra una bandeja para hornear grande con papel de aluminio; cubra ligeramente el papel de aluminio con aceite rociado de la botella de Misto; dejar de lado.

2. En un plato llano, bata los huevos con un tenedor. En otro plato poco profundo combine la harina de coco y almendras. Sumerja los camarones en los huevos, volteándolos para cubrirlos. Sumerja en la mezcla de coco, presionando para cubrir (deje las colas sin cubrir). Coloque los camarones en una sola capa en la bandeja para hornear preparada. Cubra la parte superior de los camarones con aceite rociado de la botella Misto.

3. Hornee durante 8 a 10 minutos o hasta que los camarones estén opacos y la capa esté ligeramente dorada.

4. Mientras tanto, para aderezar, en un frasco pequeño con tapa de rosca combine el aceite de aguacate, el jugo de limón, el jugo de lima, el ajo y el pimiento rojo triturado. Cubra y agite bien.

5. Para las ensaladas, divida las espinacas en cuatro platos para servir. Cubra con aguacate, pimiento dulce, cebolla morada y los camarones. Rocíe con aderezo y sirva inmediatamente.

CEVICHE TROPICAL DE CAMARONES Y VIEIRAS

DEBERES: 20 minutos marinado: 30 a 60 minutos rinde: 4 a 6 porciones

EL CEVICHE FRESCO Y LIGERO ES UNA EXCELENTE COMIDAPARA UNA CALUROSA NOCHE DE VERANO. CON MELÓN, MANGO, CHILES SERRANOS, HINOJO Y ADEREZO DE MANGO Y LIMA (VERRECETA), ESTA ES UNA VERSIÓN DULCE DEL ORIGINAL.

1 libra de vieiras frescas o congeladas

1 libra de camarones grandes frescos o congelados

2 tazas de melón dulce en cubos

2 mangos medianos, sin hueso, pelados y picados (aproximadamente 2 tazas)

1 cabeza de hinojo, cortado, en cuartos, sin corazón y en rodajas finas

1 pimiento rojo mediano, picado (aproximadamente ¾ de taza)

1 a 2 chiles serranos, sin semillas si lo desea y en rodajas finas (ver inclinar)

½ taza de cilantro fresco ligeramente empacado, picado

1 receta de aderezo para ensalada de mango y lima (ver receta)

1. Descongele las vieiras y los camarones, si están congelados. Divida las vieiras por la mitad horizontalmente. Pele, quite las venas y parta los camarones por la mitad horizontalmente. Enjuague las vieiras y los camarones; seque con toallas de papel. Llene una cacerola grande hasta tres cuartos de su capacidad con agua. Llevar a ebullición. Agrega los camarones y las vieiras; cocine de 3 a 4 minutos o hasta que los camarones y las vieiras estén opacos; escurrir y enjuagar con agua fría para que se enfríe rápidamente. Escurrir bien y dejar reposar.

2. En un tazón extra grande combine el melón, los mangos, el hinojo, el pimiento dulce, los chiles serranos y el cilantro.

Agrega el aderezo para ensalada de mango y lima; revuelva suavemente para cubrir. Agregue suavemente los camarones cocidos y las vieiras. Deje marinar en el refrigerador durante 30 a 60 minutos antes de servir.

LANGOSTINOS AL AJILLO CON ESPINACAS MARCHITAS Y RADICCHIO

DEBERES: 15 minutos de cocción: 8 minutos rinde: 3 porciones

"SCAMPI" SE REFIERE A UN PLATO CLÁSICO DE RESTAURANTEDE CAMARONES GRANDES SALTEADOS O ASADOS CON MANTEQUILLA Y MUCHO AJO Y LIMÓN. ESTA VERSIÓN DE ACEITE DE OLIVA PICANTE ESTÁ APROBADA POR PALEO Y SE ENRIQUECE NUTRICIONALMENTE CON UN SALTEADO RÁPIDO DE ACHICORIA Y ESPINACAS.

1 libra de camarones grandes frescos o congelados

4 cucharadas de aceite de oliva virgen extra

6 dientes de ajo picados

½ cucharadita de pimienta negra

¼ taza de vino blanco seco

½ taza de perejil fresco cortado en tiras

½ de una cabeza de achicoria, sin corazón y en rodajas finas

½ cucharadita de pimiento rojo triturado

9 tazas de espinacas tiernas

Rodajas de limón

1. Descongele los camarones, si están congelados. Pelar y quitar las venas de los camarones, dejando las colas intactas. En una sartén grande calienta 2 cucharadas de aceite de oliva a fuego medio-alto. Agregue los camarones, 4 dientes de ajo picados y pimienta negra. Cocine y revuelva unos 3 minutos o hasta que los camarones estén opacos. Transfiera la mezcla de camarones a un tazón.

2. Agregue vino blanco a la sartén. Cocine, revolviendo para aflojar a cualquier ajo dorado del fondo de la sartén.

Vierta el vino sobre los camarones; revuelva para combinar. Agrega el perejil. Cubra sin apretar con papel de aluminio para mantener el calor; dejar de lado.

3. Agregue las 2 cucharadas restantes de aceite de oliva, los 2 dientes de ajo picados restantes, la achicoria y el pimiento rojo triturado a la sartén. Cocine y revuelva a fuego medio durante 3 minutos o hasta que la achicoria comience a marchitarse. Incorpora con cuidado las espinacas; cocine y revuelva durante 1 a 2 minutos más o hasta que las espinacas se ablanden.

4. Para servir, divida la mezcla de espinacas en tres platos para servir; cubra con la mezcla de camarones. Sirva con rodajas de limón para exprimir sobre camarones y verduras.

ENSALADA DE CANGREJO CON AGUACATE, POMELO Y JÍCAMA

EMPEZAR A ACABAR: 30 minutos rinde: 4 porciones

LA CARNE DE CANGREJO GIGANTE O DE ALETA DORSAL ES LA MEJORPARA ESTA ENSALADA. LA CARNE DE CANGREJO EN TROZOS GRANDES SE COMPONE DE TROZOS GRANDES QUE FUNCIONAN BIEN EN ENSALADAS. BACKFIN ES UNA MEZCLA DE TROZOS ROTOS DE CARNE DE CANGREJO EN TROZOS GIGANTES Y TROZOS MÁS PEQUEÑOS DE CARNE DE CANGREJO DEL CUERPO DEL CANGREJO. AUNQUE ES MÁS PEQUEÑO QUE EL CANGREJO GIGANTE, EL BACKFIN FUNCIONA BIEN. LO MEJOR ES FRESCO, POR SUPUESTO, PERO EL CANGREJO CONGELADO DESCONGELADO ES UNA BUENA OPCIÓN.

6 tazas de espinacas tiernas

½ de jícama mediana, pelada y cortada en juliana *

2 toronjas rosadas o rojo rubí, peladas, sin semillas y seccionadas **

2 aguacates pequeños, cortados por la mitad

1 libra de trozos grandes o carne de cangrejo backfin

Aderezo de albahaca y toronja (ver receta, a la derecha)

1. Divida las espinacas en cuatro platos para servir. Cubra con jícama, secciones de toronja y cualquier jugo, aguacates y carne de cangrejo acumulados. Rocíe con aderezo de albahaca y toronja.

Aderezo de albahaca y toronja: En un frasco con tapa de rosca, combine ⅓ taza de aceite de oliva extra virgen; ¼ de taza de jugo de toronja fresco; 2 cucharadas de jugo de naranja fresco; ½ de chalota pequeña, picada; 2 cucharadas de albahaca fresca finamente cortada; ¼ de cucharadita de pimiento rojo triturado; y ¼ de cucharadita de pimienta negra. Cubra y agite bien.

* Consejo: Un pelador en juliana hace un trabajo rápido al cortar la jícama en tiras finas.

** Consejo: Para seccionar la toronja, corte una rebanada del extremo del tallo y del fondo de la fruta. Colóquelo en posición vertical sobre una superficie de trabajo. Corta la fruta en secciones de arriba a abajo, siguiendo la forma redondeada de la fruta, para quitarle la piel en tiras. Sostenga la fruta sobre un tazón y, con un cuchillo de cocina, corte al centro de la fruta a los lados de cada segmento para liberarla de la médula. Coloque los gajos en un tazón con los jugos acumulados. Deseche la médula.

HERVIDO DE COLA DE LANGOSTA CAJÚN CON ALIOLI DE ESTRAGÓN

DEBERES: 20 minutos de cocción: 30 minutos rinde: 4 porciones FOTO

PARA UNA CENA ROMÁNTICA PARA DOS, ESTA RECETA SE CORTA FÁCILMENTE POR LA MITAD. USE UNAS TIJERAS DE COCINA MUY AFILADAS PARA CORTAR LA CÁSCARA DE LAS COLAS DE LANGOSTA Y OBTENER LA CARNE DE RICO SABOR.

2 recetas de condimento cajún (ver receta)

12 dientes de ajo, pelados y cortados por la mitad

2 limones, cortados por la mitad

2 zanahorias grandes, peladas

2 tallos de apio pelados

2 bulbos de hinojo, cortados en rodajas finas

1 libra de champiñones enteros

4 colas de langosta de Maine de 7 a 8 onzas

4 brochetas de bambú de 8 pulgadas

½ taza Paleo Aïoli (Mayo con ajo) (ver receta)

¼ taza de mostaza estilo Dijon (ver receta)

2 cucharadas de estragón o perejil fresco cortado en tiras

1. En una olla de 8 cuartos, combine 6 tazas de agua, condimento cajún, ajo y limones. Llevar a ebullición; hervir durante 5 minutos. Reduzca el fuego para mantener el líquido a fuego lento.

2. Cortar las zanahorias y el apio transversalmente en cuatro trozos. Agregue zanahorias, apio e hinojo al líquido. Tape y cocine por 10 minutos. Agrega los champiñones; tape y cocine por 5 minutos. Con una espumadera, transfiera las verduras a un tazón para servir; mantener caliente.

3. Comenzando desde el extremo del cuerpo de cada cola de langosta, deslice una brocheta entre la carne y el caparazón, pasando casi hasta el final. (Esto evitará que la cola se doble mientras se cocina). Reduzca el fuego. Cocine las colas de langosta en el líquido que apenas hierve a fuego lento en una olla durante 8 a 12 minutos o hasta que las conchas se pongan de color rojo brillante y la carne esté tierna al pincharla con un tenedor. Retire la langosta del líquido de cocción. Use un paño de cocina para sujetar las colas de langosta y retire y deseche las brochetas.

4. En un tazón pequeño, mezcle el Paleo Alioli, la Mostaza estilo Dijon y el estragón. Sirve con la langosta y las verduras.

MEJILLONES FRITOS CON ALIOLI DE AZAFRÁN

DE PRINCIPIO A FIN: 1¼ HORAS RINDE: 4 PORCIONES

ESTA ES UNA VERSIÓN PALEO DEL CLÁSICO FRANCÉSDE MEJILLONES AL VAPOR EN VINO BLANCO Y HIERBAS Y ACOMPAÑADOS DE FINAS Y CRUJIENTES PATATAS FRITAS A BASE DE PATATAS BLANCAS. DESECHE LOS MEJILLONES QUE NO SE CIERREN ANTES DE COCINARSE Y LOS MEJILLONES QUE NO SE ABRAN DESPUÉS DE COCINARLOS.

FRITES DE CHIRIVÍA

1½ libras de chirivías, peladas y cortadas en juliana de 3 × ¼ de pulgada

3 cucharadas de aceite de oliva

2 dientes de ajo picados

¼ de cucharadita de pimienta negra

⅛ cucharadita de pimienta de cayena

ALIOLI DE AZAFRÁN

⅓ taza de Paleo Alioli (mayonesa de ajo) (ver receta)

⅛ cucharadita de hebras de azafrán, machacadas suavemente

MEJILLONES

4 cucharadas de aceite de oliva

½ taza de chalotas finamente picadas

6 dientes de ajo picados

¼ de cucharadita de pimienta negra

3 tazas de vino blanco seco

3 ramitas grandes de perejil de hoja plana

4 libras de mejillones, limpios y descortezados *

¼ de taza de perejil italiano fresco (de hoja plana) picado

2 cucharadas de estragón fresco cortado en tiras (opcional)

1. Para las patatas fritas de chirivía, precaliente el horno a 450 ° F. Remoje las chirivías cortadas en suficiente agua fría para cubrirlas en el refrigerador durante 30 minutos; escurrir y secar con toallas de papel.

2. Cubra una bandeja para hornear grande con papel pergamino. Coloque las chirivías en un tazón extra grande. En un tazón pequeño, combine 3 cucharadas de aceite de oliva, 2 dientes de ajo picado, ¼ de cucharadita de pimienta negra y pimienta de cayena; rocíe las chirivías y revuelva para cubrir. Coloque las chirivías en una capa uniforme sobre la bandeja para hornear preparada. Hornee por 30 a 35 minutos o tierno y comience a dorarse, revolviendo ocasionalmente.

3. Para el alioli, en un tazón pequeño mezcle el alioli Paleo y el azafrán. Cubra y refrigere hasta el momento de servir.

4. Mientras tanto, en una olla de 6 a 8 cuartos de galón o en un horno holandés, caliente las 4 cucharadas de aceite de oliva a fuego medio. Agregue las chalotas, 6 dientes de ajo y ¼ de cucharadita de pimienta negra; cocine unos 2 minutos o hasta que estén blandas y marchitas, revolviendo con frecuencia.

5. Agregue las ramitas de vino y perejil a la olla; llevar a ebullición. Agregue los mejillones, revolviendo unas cuantas veces. Cubra bien y cocine al vapor durante 3 a 5 minutos o hasta que las cáscaras se abran, revolviendo suavemente dos veces. Deseche los mejillones que no se abran.

6. Con una espumadera grande, transfiera los mejillones a platos de sopa poco profundos. Retire y deseche las ramitas de perejil del líquido de cocción; Cucharón de líquido de cocción sobre los mejillones. Espolvoree con perejil picado y, si lo desea, estragón. Sirva inmediatamente con patatas fritas de chirivía y alioli de azafrán.

* Consejo: Cocine los mejillones el mismo día que los compra. Si usa mejillones recolectados en la naturaleza, sumérjalos en un recipiente con agua fría durante 20 minutos para ayudar a eliminar la arena y la arena. (Esto no es necesario para los mejillones criados en granjas). Con un cepillo rígido, frote los mejillones, uno a la vez, con agua corriente fría. Debeard de mejillones unos 10 a 15 minutos antes de cocinarlos. La barba es el pequeño grupo de fibras que emergen del caparazón. Para quitarse las barbas, tome la cuerda entre el pulgar y el índice y jale hacia la bisagra. (Este método no matará el mejillón). También puede usar alicates o pinzas para pescar. Asegúrese de que la cáscara de cada mejillón esté bien cerrada. Si hay conchas abiertas, golpéalas suavemente sobre la encimera. Deseche los mejillones que no se cierren en unos minutos. Deseche los mejillones que tengan la cáscara agrietada o dañada.

VIEIRAS CHAMUSCADAS CON SALSA DE REMOLACHA

EMPEZAR A ACABAR: 30 minutos rinde: 4 porciones FOTO

POR UNA HERMOSA CORTEZA DORADA, ASEGÚRESE DE QUE LA SUPERFICIE DE LAS VIEIRAS ESTÉ REALMENTE SECA, Y QUE LA SARTÉN ESTÉ BIEN CALIENTE, ANTES DE AGREGARLAS A LA SARTÉN. ADEMÁS, DEJE QUE LAS VIEIRAS SE DOREN SIN MOLESTARLAS DURANTE 2 A 3 MINUTOS, REVISANDO CUIDADOSAMENTE ANTES DE DARLES LA VUELTA.

1 libra de vieiras frescas o congeladas, secas con toallas de papel

3 remolachas rojas medianas, peladas y cortadas en trozos

½ de manzana Granny Smith, pelada y picada

2 jalapeños, sin tallos, sin semillas y picados (ver inclinar)

¼ taza de cilantro fresco picado

2 cucharadas de cebolla morada finamente picada

4 cucharadas de aceite de oliva

2 cucharadas de jugo de lima fresco

pimienta blanca

1. Descongele las vieiras, si están congeladas.
2. Para el aderezo de remolacha, en un tazón mediano combine la remolacha, la manzana, los jalapeños, el cilantro, la cebolla, 2 cucharadas de aceite de oliva y el jugo de lima. Mezclar bien. Reserva mientras preparas vieiras.
3. Enjuague las vieiras; seque con toallas de papel. En una sartén grande, caliente las 2 cucharadas de aceite de oliva restantes a fuego medio-alto. Agrega vieiras; sofría de 4 a 6 minutos o hasta que estén doradas por fuera y apenas

opacas. Espolvoree las vieiras ligeramente con pimienta blanca.

4. Para servir, divida la salsa de remolacha en partes iguales entre los platos para servir; cubra con vieiras. Servir inmediatamente.

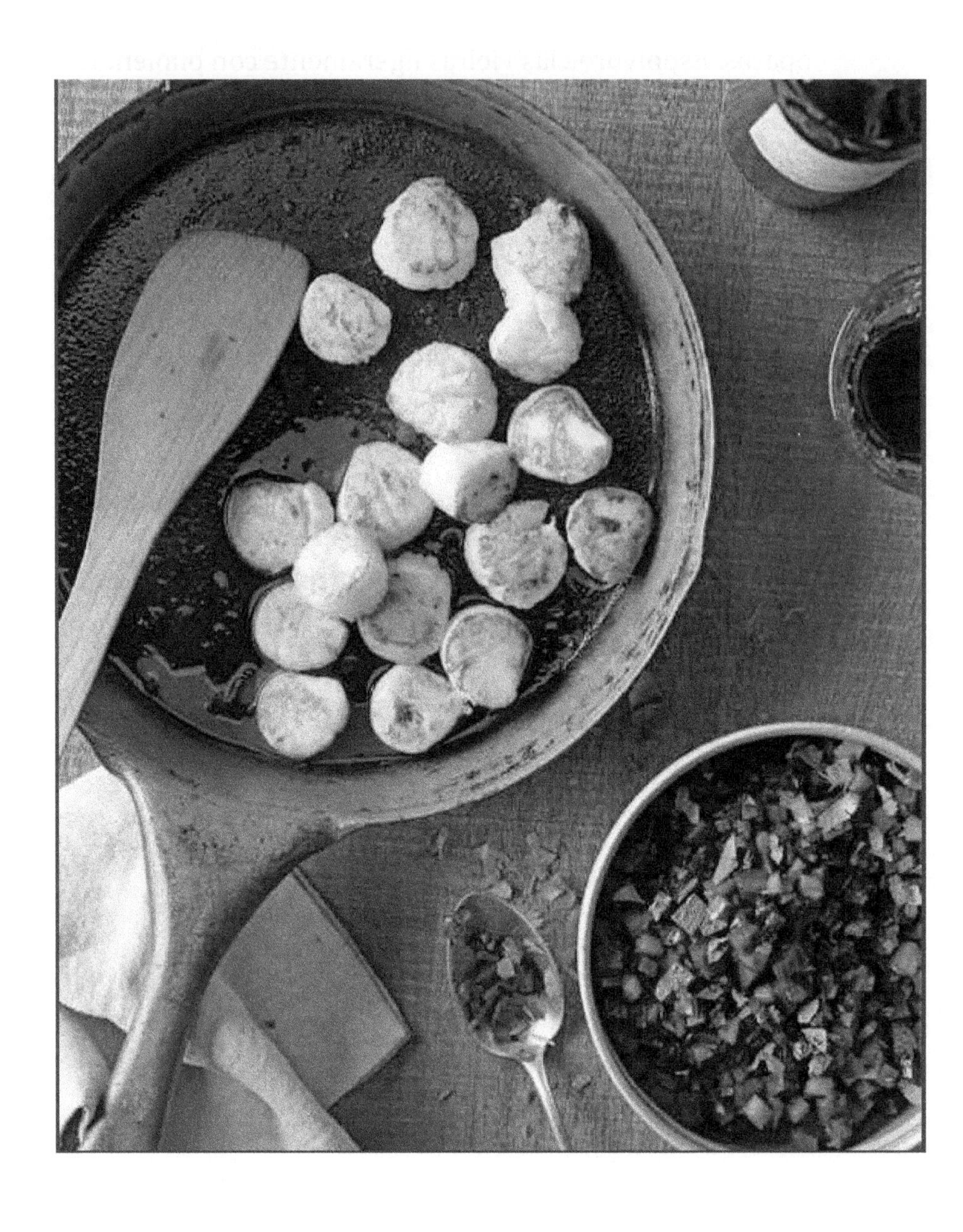

VIEIRAS A LA PARRILLA CON SALSA DE PEPINO Y ENELDO

DEBERES: 35 minutos de frío: 1 a 24 horas grill: 9 minutos rinde: 4 porciones

AQUÍ HAY UN CONSEJO PARA OBTENER LOS AGUACATES MÁS PERFECTOS: CÓMPRELOS CUANDO ESTÉN DE COLOR VERDE BRILLANTE Y DUROS, LUEGO DÉJELOS MADURAR EN LA ENCIMERA DURANTE UNOS DÍAS, HASTA QUE CEDAN UN POCO CUANDO LOS PRESIONA LIGERAMENTE CON LOS DEDOS. CUANDO ESTÁN DUROS E INMADUROS, NO SE MAGULLARÁN DURANTE EL TRÁNSITO DESDE EL MERCADO.

12 o 16 vieiras frescas o congeladas (de 1¼ a 1¾ libras en total)

¼ taza de aceite de oliva

4 dientes de ajo picados

1 cucharadita de pimienta negra recién molida

2 calabacines medianos, cortados y cortados por la mitad a lo largo

½ de un pepino mediano, cortado por la mitad a lo largo y en rodajas finas transversalmente

1 aguacate mediano, cortado por la mitad, sin semillas, pelado y picado

1 tomate mediano, sin corazón, sin semillas y picado

2 cucharaditas de menta fresca cortada

1 cucharadita de eneldo fresco cortado en tiras

1. Descongele las vieiras, si están congeladas. Enjuague las vieiras con agua fría; seque con toallas de papel. En un tazón grande combine 3 cucharadas de aceite, el ajo y ¾ de cucharadita de pimienta. Agrega vieiras; revuelva suavemente para cubrir. Cubra y enfríe durante al menos 1 hora o hasta 24 horas, revolviendo suavemente de vez en cuando.

2. Unte las mitades de calabacín con la cucharada de aceite restante; espolvoree uniformemente con ¼ de cucharadita de pimienta restante.

3. Escurra las vieiras, desechando la marinada. Pase dos brochetas de 10 a 12 pulgadas a través de cada vieira, usando 3 o 4 vieiras por cada par de brochetas y dejando un espacio de ½ pulgada entre las vieiras. * (Enhebrar las vieiras en dos brochetas ayuda a mantenerlas estables al asar y girar.)

4. Para una parrilla de carbón o gas, coloque las brochetas de vieiras y las mitades de calabacín en la parrilla directamente a fuego medio. ** Cubra y cocine hasta que las vieiras estén opacas y los calabacines estén tiernos, dando vuelta a la mitad de la parrilla. Deje pasar de 6 a 8 minutos para las vieiras y de 9 a 11 minutos para los calabacines.

5. Mientras tanto, para la salsa, en un tazón mediano combine el pepino, el aguacate, el tomate, la menta y el eneldo. Mezcle suavemente para combinar. Coloque 1 brocheta de vieira en cada uno de los cuatro platos para servir. Corte diagonalmente las mitades de calabacín transversalmente por la mitad y agréguelas a los platos con vieiras. Vierta la mezcla de pepino uniformemente sobre las vieiras.

* Consejo: si usa brochetas de madera, sumérjalas en agua suficiente para cubrirlas durante 30 minutos antes de usarlas.

** Para asar: Prepare como se indica en el Paso 3. Coloque las brochetas de vieiras y las mitades de calabacín en la rejilla sin calentar de una asadera. Ase a 4 a 5 pulgadas del fuego hasta que las vieiras estén opacas y el calabacín esté tierno, volteando una vez a la mitad de la cocción. Deje pasar de 6 a 8 minutos para las vieiras y de 10 a 12 minutos para los calabacines.

VIEIRAS A LA PLANCHA CON TOMATE, ACEITE DE OLIVA Y SALSA DE HIERBAS

DEBERES: 20 minutos de cocción: 4 minutos rinde: 4 porciones

LA SALSA ES CASI COMO UNA VINAGRETA TIBIA. EL ACEITE DE OLIVA, EL TOMATE FRESCO PICADO, EL JUGO DE LIMÓN Y LAS HIERBAS SE COMBINAN Y SE CALIENTAN MUY SUAVEMENTE, LO SUFICIENTE PARA FUSIONAR LOS SABORES, Y LUEGO SE SIRVEN CON LAS VIEIRAS CHAMUSCADAS Y UNA CRUJIENTE ENSALADA DE GERMINADOS DE GIRASOL.

VIEIRAS Y SALSA

1 a 1½ libras de vieiras grandes, frescas o congeladas (alrededor de 12)

2 tomates roma grandes, pelados, * sin semillas y picados

½ taza de aceite de oliva

2 cucharadas de jugo de limón fresco

2 cucharadas de albahaca fresca cortada

1 a 2 cucharaditas de cebollino finamente picado

1 cucharada de aceite de oliva

ENSALADA

4 tazas de brotes de girasol

1 limón cortado en gajos

Aceite de oliva virgen extra

1. Descongele las vieiras, si están congeladas. Enjuague las vieiras; seque. Dejar de lado.

2. Para la salsa, en una cacerola pequeña combine los tomates, ½ taza de aceite de oliva, el jugo de limón, la albahaca y las cebolletas; dejar de lado.

3. En una sartén grande, caliente 1 cucharada de aceite de oliva a fuego medio-alto. Agrega vieiras; cocine de 4 a 5 minutos o hasta que esté dorado y opaco, volteando una vez a la mitad de la cocción.

4. Para la ensalada, coloque los brotes en un tazón para servir. Exprima rodajas de limón sobre los brotes y rocíe con un poco de aceite de oliva. Mezcle para combinar.

5. Caliente la salsa a fuego lento hasta que esté tibia; no hierva. Para servir, vierta un poco de salsa en el centro del plato; cubra con 3 de las vieiras. Sirve con la ensalada de brotes.

* Consejo: para pelar un tomate fácilmente, colóquelo en una olla con agua hirviendo durante 30 segundos a 1 minuto o hasta que la piel comience a partirse. Retire el tomate del agua hirviendo e inmediatamente sumérjalo en un recipiente con agua helada para detener el proceso de cocción. Cuando el tomate esté lo suficientemente frío para manipularlo, quítele la piel.

COLIFLOR ASADA CON COMINO CON HINOJO Y CEBOLLAS PERLADAS

DEBERES: 15 minutos de cocción: 25 minutos rinde: 4 porciones FOTO

HAY ALGO PARTICULARMENTE TENTADORSOBRE LA COMBINACIÓN DE COLIFLOR ASADA Y EL SABOR TOSTADO Y TERROSO DEL COMINO. ESTE PLATO TIENE EL ELEMENTO ADICIONAL DE DULZURA DE LAS GROSELLAS SECAS. SI LO DESEA, PUEDE AGREGAR UN POCO DE CALOR CON ¼ A ½ CUCHARADITA DE PIMIENTO ROJO TRITURADO JUNTO CON EL COMINO Y LAS GROSELLAS EN EL PASO 2.

3 cucharadas de aceite de coco sin refinar

1 coliflor de cabeza mediana, cortada en floretes (4 a 5 tazas)

2 cabezas de hinojo, picado grueso

1½ tazas de cebollas perla congeladas, descongeladas y escurridas

¼ de taza de grosellas secas

2 cucharaditas de comino molido

Eneldo fresco cortado (opcional)

1. En una sartén extra grande, caliente el aceite de coco a fuego medio. Agregue la coliflor, el hinojo y las cebollas perladas. Tape y cocine por 15 minutos, revolviendo ocasionalmente.

2. Reduzca el fuego a medio-bajo. Agrega las grosellas y el comino a la sartén; cocine, sin tapar, unos 10 minutos o hasta que la coliflor y el hinojo estén tiernos y dorados. Si lo desea, decore con eneldo.

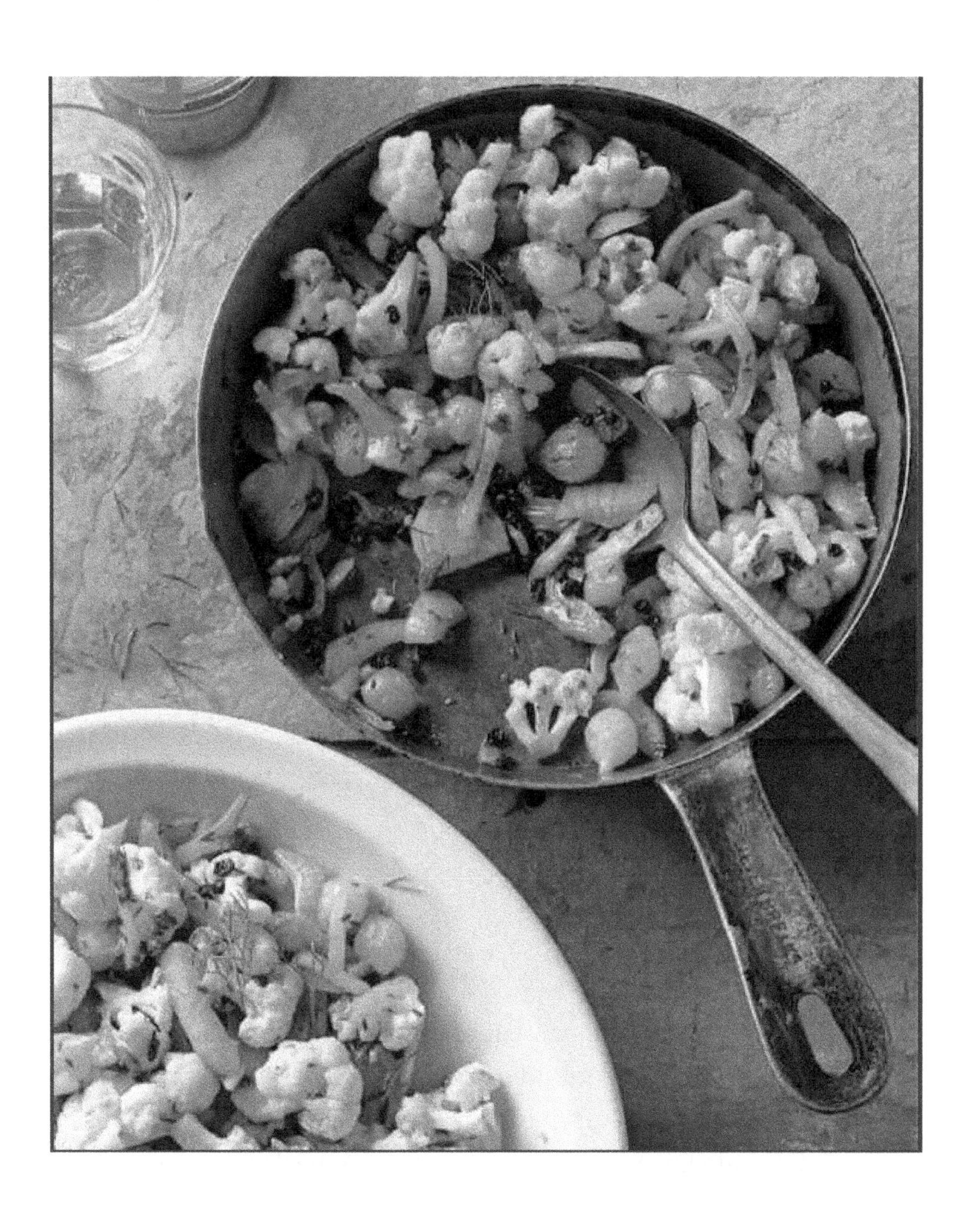

SALSA GRUESA DE TOMATE Y BERENJENA CON CALABAZA ESPAGUETI

DEBERES: 30 minutos hornear: 50 minutos enfriar: 10 minutos cocinar: 10 minutos rinde: 4 porciones

ESTA GUARNICIÓN PICANTE SE VOLTEA FÁCILMENTEEN UN PLATO PRINCIPAL. AGREGUE APROXIMADAMENTE 1 LIBRA DE CARNE MOLIDA COCIDA O BISONTE A LA MEZCLA DE BERENJENA Y TOMATE DESPUÉS DE TRITURARLA LIGERAMENTE CON UN MACHACADOR DE PAPAS.

1 calabaza espagueti de 2 a 2½ libras

2 cucharadas de aceite de oliva

1 taza de berenjena pelada y picada

¾ taza de cebolla picada

1 pimiento rojo pequeño, picado (½ taza)

4 dientes de ajo picados

4 tomates rojos maduros medianos, pelados si lo desea y picados en trozos grandes (aproximadamente 2 tazas)

½ taza de albahaca fresca cortada

1. Precaliente el horno a 375 ° F. Cubra una bandeja para hornear pequeña con papel pergamino. Corte la calabaza espagueti por la mitad en forma transversal. Use una cuchara grande para raspar las semillas y los hilos. Coloque las mitades de calabaza, con los lados cortados hacia abajo, en una bandeja para hornear preparada. Hornee, sin tapar, de 50 a 60 minutos o hasta que la calabaza esté tierna. Dejar enfriar sobre una rejilla unos 10 minutos.

2. Mientras tanto, en una sartén grande caliente el aceite de oliva a fuego medio. Agrega la cebolla, la berenjena y el pimiento; cocine de 5 a 7 minutos o hasta que las verduras estén tiernas, revolviendo ocasionalmente. Agrega el ajo; cocine y revuelva 30 segundos más. Agrega los tomates; cocine de 3 a 5 minutos o hasta que los tomates se ablanden, revolviendo ocasionalmente. Con un machacador de papas, triture la mezcla ligeramente. Agrega la mitad de la albahaca. Tape y cocine por 2 minutos.

3. Utilice un agarrador para ollas o una toalla para sujetar las mitades de calabaza. Use un tenedor para raspar la pulpa de calabaza en un tazón mediano. Divida la calabaza en cuatro platos para servir. Cubra uniformemente con salsa. Espolvorea con la albahaca restante.

CHAMPIÑONES RELLENOS DE PORTOBELLO

DEBERES: 35 minutos de horneado: 20 minutos de cocción: 7 minutos rinde: 4 porciones

PARA CONSEGUIR LOS PORTOBELLOS MÁS FRESCOS, BUSQUE HONGOS QUE AÚN TENGAN SUS TALLOS INTACTOS. LAS BRANQUIAS DEBEN VERSE HÚMEDAS PERO NO MOJADAS O NEGRAS Y DEBEN TENER UNA BUENA SEPARACIÓN ENTRE ELLAS. PARA PREPARAR CUALQUIER TIPO DE CHAMPIÑONES PARA COCINAR, LIMPIE CON UNA TOALLA DE PAPEL LIGERAMENTE HÚMEDA. NUNCA PONGA LOS HONGOS DEBAJO DEL AGUA NI LOS SUMERJA EN AGUA; SON MUY ABSORBENTES Y SE PONDRÁN BLANDOS Y EMPAPADOS DE AGUA.

4 hongos portobello grandes (aproximadamente 1 libra en total)

¼ taza de aceite de oliva

1 cucharada de condimento ahumado (ver receta)

2 cucharadas de aceite de oliva

½ taza de chalotas picadas

1 cucharada de ajo picado

1 libra de acelgas, sin tallos y picadas (aproximadamente 10 tazas)

2 cucharaditas de condimento mediterráneo (ver receta)

½ taza de rábanos picados

1. Precaliente el horno a 400 ° F. Quite los tallos de los champiñones y reserve para el Paso 2. Use la punta de una cuchara para raspar las branquias de las tapas; desechar las branquias. Coloque las tapas de champiñones en una fuente para hornear rectangular de 3 cuartos de galón; unte ambos lados de los champiñones con ¼ de taza de aceite de oliva. Gire las tapas de los hongos de modo que los lados del tallo queden hacia arriba espolvorear con

condimento ahumado. Cubra la fuente para hornear con papel de aluminio. Hornee, tapado, unos 20 minutos o hasta que estén tiernos.

2. Mientras tanto, pique los tallos de los hongos reservados; dejar de lado. Para preparar acelgas, retire las costillas gruesas de las hojas y deséchelas. Picar las hojas de acelga en trozos grandes.

3. En una sartén extra grande, caliente las 2 cucharadas de aceite de oliva a fuego medio. Agregue las chalotas y el ajo; cocine y revuelva por 30 segundos. Agregue los tallos de champiñones picados, las acelgas picadas y el condimento mediterráneo. Cocine, sin tapar, de 6 a 8 minutos o hasta que las acelgas estén tiernas, revolviendo ocasionalmente.

4. Repartir la mezcla de acelgas entre las tapas de los champiñones. Rocíe el líquido restante en la fuente para hornear sobre los champiñones rellenos. Cubra con rábanos picados.

RADICCHIO ASADO

DEBERES: 20 minutos de cocción: 15 minutos rinde: 4 porciones

RADICCHIO SE COME CON MAYOR FRECUENCIA COMO PARTE DE UNA ENSALADA PARA PROPORCIONAR UN AMARGOR AGRADABLE ENTRE LA MEZCLA DE VERDURAS, PERO TAMBIÉN SE PUEDE ASAR O ASAR SOLO. UNA LIGERA AMARGURA ES INHERENTE A LA ACHICORIA, PERO NO QUERRÁS QUE SEA ABRUMADORA. BUSQUE COGOLLOS MÁS PEQUEÑOS CUYAS HOJAS SE VEAN FRESCAS Y CRUJIENTES, NO MARCHITAS. EL EXTREMO CORTADO PUEDE SER UN POCO MARRÓN, PERO DEBE SER MAYORMENTE BLANCO. EN ESTA RECETA, UN CHORRITO DE VINAGRE BALSÁMICO ANTES DE SERVIR AGREGA UN TOQUE DE DULZURA.

2 cabezas grandes achicoria

¼ taza de aceite de oliva

1 cucharadita de condimento mediterráneo (ver receta)

¼ taza de vinagre balsámico

1. Precaliente el horno a 400 ° F. Corta la achicoria en cuartos, dejando parte del núcleo adherido (debes tener 8 cuñas). Cepille los lados cortados de las rodajas de achicoria con aceite de oliva. Coloque las cuñas, con los lados cortados hacia abajo, en una bandeja para hornear; espolvorear con condimento mediterráneo.

2. Ase unos 15 minutos o hasta que la achicoria se marchite, volteando una vez a la mitad del asado. Coloque la achicoria en una fuente para servir. Rocíe vinagre balsámico; servir inmediatamente.

HINOJO ASADO CON VINAGRETA DE NARANJA

DEBERES: 25 minutos de asado: 25 minutos rinde: 4 porciones

GUARDE CUALQUIER VINAGRETA SOBRANTE PARA TIRAR CON VERDURAS PARA ENSALADA, O SÍRVALAS CON CARNE DE CERDO, AVES O PESCADO A LA PARRILLA. GUARDE LA VINAGRETA SOBRANTE EN UN RECIPIENTE BIEN TAPADO EN EL REFRIGERADOR HASTA POR 3 DÍAS.

6 cucharadas de aceite de oliva virgen extra, y más para cepillar

1 bulbo de hinojo grande, recortado, sin corazón y cortado en gajos (reserve las hojas para decorar si lo desea)

1 cebolla morada, cortada en gajos

½ de naranja, cortada en rodajas finas

½ taza de jugo de naranja

2 cucharadas de vinagre de vino blanco o vinagre de champán

2 cucharadas de sidra de manzana

1 cucharadita de semillas de hinojo molidas

1 cucharadita de cáscara de naranja finamente rallada

½ cucharadita de mostaza estilo Dijon (ver receta)

Pimienta negra

1. Precaliente el horno a 425 ° F. Unte una bandeja para hornear grande ligeramente con aceite de oliva. Coloca el hinojo, la cebolla y las rodajas de naranja en la bandeja para hornear; rocíe con 2 cucharadas de aceite de oliva. Mezcle suavemente las verduras para cubrirlas con aceite.

2. Ase las verduras durante 25 a 30 minutos o hasta que las verduras estén tiernas y ligeramente doradas, dándoles la vuelta una vez a la mitad del asado.

3. Mientras tanto, para la vinagreta de naranja, en una licuadora combine el jugo de naranja, el vinagre, la sidra de manzana, las semillas de hinojo, la piel de naranja, la mostaza estilo Dijon y la pimienta al gusto. Con la licuadora en funcionamiento, agregue lentamente las 4 cucharadas restantes de aceite de oliva en un chorro fino. Continúe licuando hasta que la vinagreta espese.

4. Transfiera las verduras a una fuente para servir. Rocíe las verduras con un poco de vinagreta. Si lo desea, decore con las hojas de hinojo reservadas.

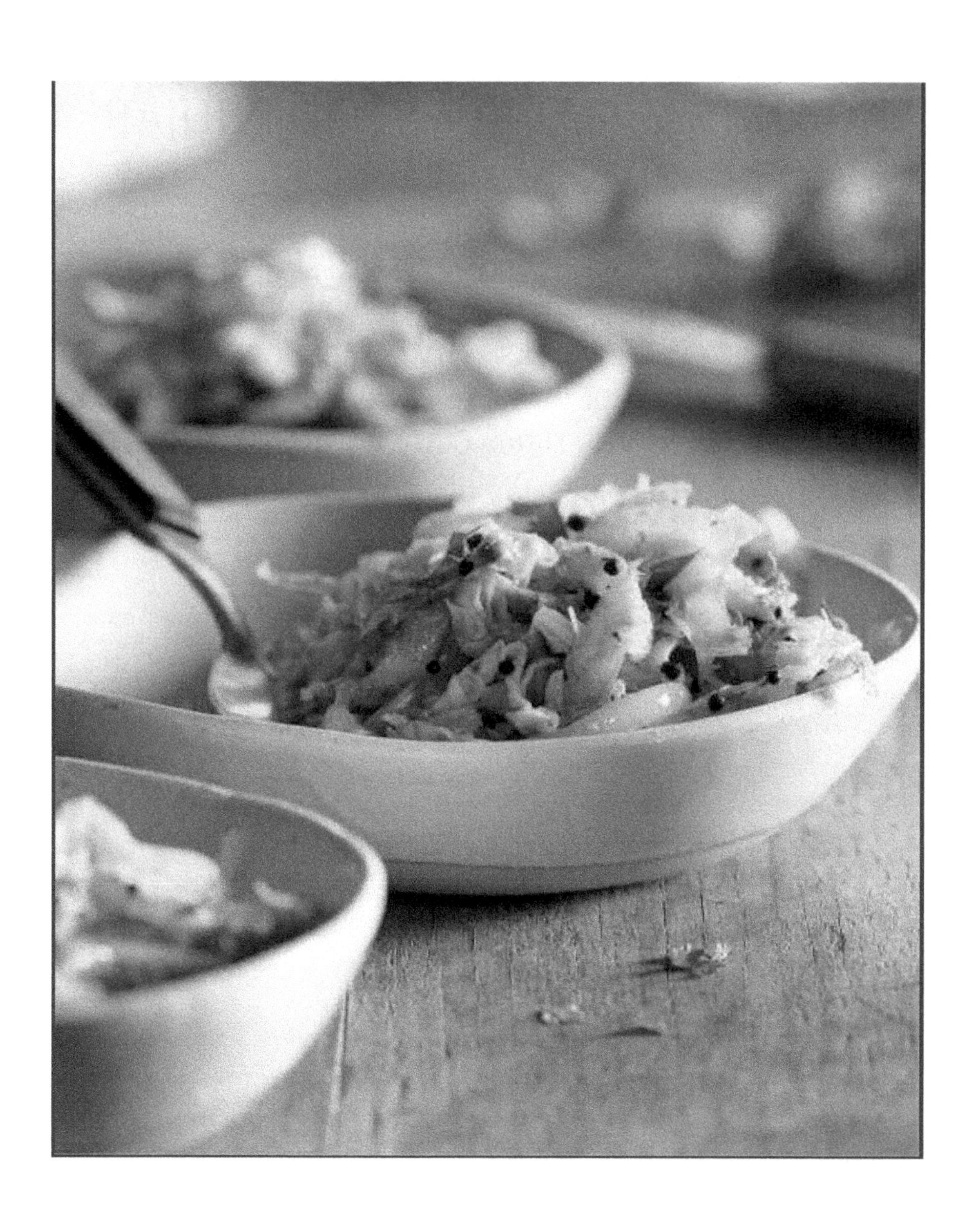

COL DE SABOYA AL ESTILO PUNJABI

DEBERES: 20 minutos de cocción: 25 minutos rinde: 4 porciones FOTO

ES ASOMBROSO LO QUE PASAA UN REPOLLO SIN PRETENSIONES DE SABOR SUAVE CUANDO SE COCINA CON JENGIBRE, AJO, CHILES Y ESPECIAS INDIAS. LAS SEMILLAS DE MOSTAZA, CILANTRO Y COMINO TOSTADAS LE DAN A ESTE PLATO TANTO SABOR COMO CRUJIENTE. TENGA CUIDADO: ¡HACE CALOR! LOS CHILES DE PICO DE PÁJARO SON PEQUEÑOS PERO MUY POTENTES, Y EL PLATO TAMBIÉN INCLUYE JALAPEÑO. SI PREFIERES MENOS PICANTE, SOLO USA EL JALAPEÑO.

1 pomo de jengibre fresco de 2 pulgadas, pelado y cortado en rodajas de ⅓ de pulgada

5 dientes de ajo

1 jalapeño grande, sin tallo, sin semillas y cortado por la mitad (ver inclinar)

2 cucharaditas de garam masala sin sal agregada

1 cucharadita de cúrcuma molida

½ taza de caldo de huesos de pollo (ver receta) o caldo de pollo sin sal agregada

3 cucharadas de aceite de coco refinado

1 cucharada de semillas de mostaza negra

1 cucharadita de semillas de cilantro

1 cucharadita de semillas de comino

1 chile de pico de pájaro entero (chile de árbol) (ver inclinar)

1 rama de canela de 3 pulgadas

2 tazas de cebollas amarillas en rodajas finas (aproximadamente 2 medianas)

12 tazas de col de col rizada, sin corazón, en rodajas finas (aproximadamente 1½ libras)

½ taza de cilantro fresco cortado en tiras (opcional)

1. En un procesador de alimentos o licuadora, combine el jengibre, el ajo, el jalapeño, el garam masala, la cúrcuma y

¼ de taza del caldo de huesos de pollo. Cubra y procese o mezcle hasta que quede suave; dejar de lado.

2. En una sartén extra grande combine el aceite de coco, las semillas de mostaza, las semillas de cilantro, las semillas de comino, el chile y la ramita de canela. Cocine a fuego medio-alto, agitando la sartén con frecuencia, durante 2 a 3 minutos o hasta que la rama de canela se despliegue (tenga cuidado, las semillas de mostaza revientan y salpican mientras se cocinan). Agregue las cebollas; cocine y revuelva durante 5 a 6 minutos o hasta que las cebollas estén ligeramente doradas. Agrega la mezcla de jengibre. Cocine, de 6 a 8 minutos o hasta que la mezcla esté bien caramelizada, revolviendo con frecuencia.

3. Agregue el repollo y el resto del caldo de huesos de pollo; mezclar bien. Tape y cocine unos 15 minutos o hasta que el repollo esté tierno, revolviendo dos veces. Destape la sartén. Cocine y revuelva durante 6 a 7 minutos o hasta que el repollo esté ligeramente dorado y el exceso de caldo de huesos de pollo se evapore.

4. Retire y deseche la rama de canela y el chile. Si lo desea, espolvoree con cilantro.

CALABAZA BUTTERNUT TOSTADA CON CANELA

DEBERES: 20 minutos de asado: 30 minutos rinde: 4 a 6 porciones

UNA PIZCA DE PIMIENTA DE CAYENA LE DA A ESTOS DULCES CUBOS DE CALABAZA ASADOS SOLO UN TOQUE DE PICANTE. ES FÁCIL OMITIRLO SI LO PREFIERE. SIRVA ESTE SENCILLO ACOMPAÑAMIENTO CON CERDO ASADO O CHULETAS DE CERDO.

1 calabaza moscada (aproximadamente 2 libras), pelada, sin semillas y cortada en cubos de ¾ de pulgada

2 cucharadas de aceite de oliva

½ cucharadita de canela molida

¼ de cucharadita de pimienta negra

⅛ cucharadita de pimienta de cayena

1. Precaliente el horno a 400 ° F. En un tazón grande, mezcle la calabaza con aceite de oliva, canela, pimienta negra y pimienta de cayena. Cubra una bandeja para hornear con borde grande con papel pergamino. Extienda la calabaza en una sola capa sobre la bandeja para hornear.

2. Ase de 30 a 35 minutos o hasta que la calabaza esté tierna y dorada por los bordes, revolviendo una o dos veces.

ESPÁRRAGOS A LA PARRILLA CON HUEVO TAMIZADO Y NUECES

EMPEZAR A ACABAR: 15 minutos rinde: 4 porciones

ESTA ES UNA VERSIÓN DE UN CLÁSICO PLATO DE VERDURAS FRANCÉS LLAMADO ESPÁRRAGO MIMOSA, LLAMADO ASÍ PORQUE EL VERDE, EL BLANCO Y EL AMARILLO DEL PLATO TERMINADO PARECE UNA FLOR DEL MISMO NOMBRE.

1 libra de espárragos frescos, cortados

5 cucharadas de vinagreta de ajo asado (ver receta)

1 huevo duro, pelado

3 cucharadas de nueces picadas, tostadas (ver inclinar)

Pimienta negra recién molida

1. Coloque la rejilla del horno a 4 pulgadas del elemento calefactor; precaliente el asador a fuego alto.

2. Extienda los espárragos en una bandeja para hornear. Rocíe con 2 cucharadas de vinagreta de ajo asado. Con las manos, enrolle los espárragos para cubrirlos con la vinagreta. Ase durante 3 a 5 minutos o hasta que se ablanden y se ablanden, dando vuelta a los espárragos cada minuto. Transfiera a una fuente para servir.

3. Cortar el huevo por la mitad; presione el huevo a través de un colador sobre los espárragos. (También puede rallar el huevo usando los agujeros grandes de un rallador de caja). Rocíe los espárragos y el huevo con las 3 cucharadas restantes de vinagreta de ajo asado. Cubra con nueces y espolvoree con pimienta.

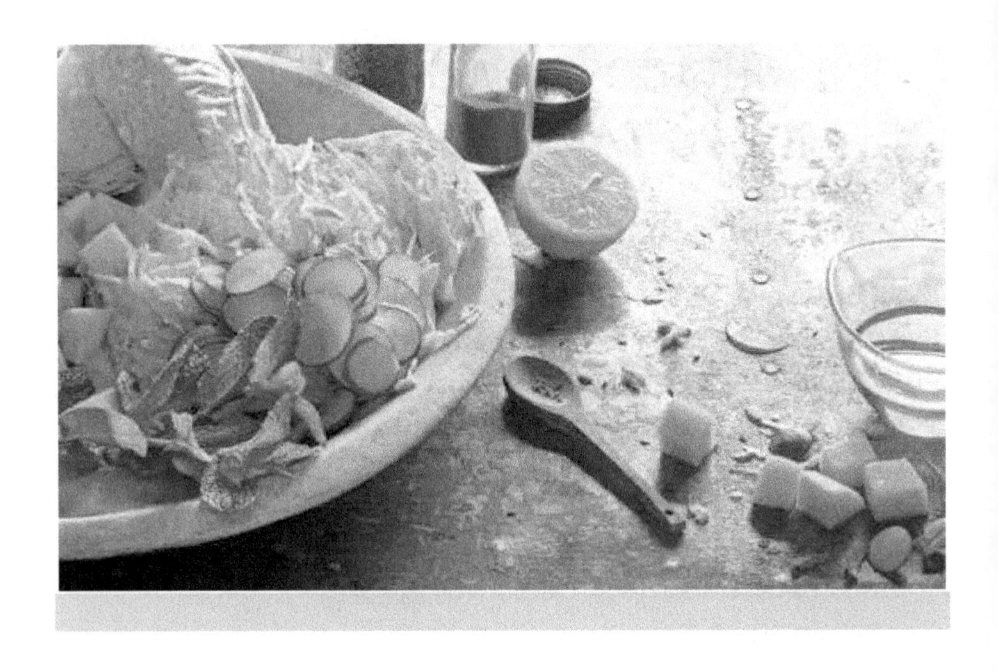

ENSALADA DE REPOLLO CRUJIENTE CON RÁBANOS, MANGO Y MENTA

EMPEZAR A ACABAR: 20 minutos rinde: 6 porciones FOTO

3 cucharadas de jugo de limón fresco

¼ de cucharadita de pimienta de cayena

¼ de cucharadita de comino molido

¼ taza de aceite de oliva

4 tazas de repollo rallado

1½ tazas de rábanos en rodajas muy finas

1 taza de mango maduro en cubos

½ taza de cebolletas picadas al bies

⅓ taza de menta fresca picada

1. Para aderezar, en un tazón grande combine el jugo de limón, la pimienta de cayena y el comino molido. Incorpora el aceite de oliva en un chorro fino.

2. Agregue el repollo, los rábanos, el mango, las cebolletas y la menta al aderezo en un tazón. Mezcle bien para combinar.

RONDAS DE REPOLLO ASADO CON ALCARAVEA Y LIMÓN

DEBERES: 10 minutos de asado: 30 minutos rinde: 4 a 6 porciones

3 cucharadas de aceite de oliva

1 repollo mediano, cortado en rodajas de 1 pulgada de grosor

2 cucharaditas de mostaza estilo Dijon (ver receta)

1 cucharadita de cáscara de limón finamente rallada

¼ de cucharadita de pimienta negra

1 cucharadita de semillas de alcaravea

Rodajas de limón

1. Precaliente el horno a 400 ° F. Cepille una bandeja para hornear con borde grande con 1 cucharada de aceite de oliva. Coloque rondas de repollo en la bandeja para hornear; dejar de lado.

2. En un tazón pequeño, mezcle las 2 cucharadas restantes de aceite de oliva, mostaza estilo Dijon y cáscara de limón. Cepille las rodajas de repollo en una bandeja para hornear, asegurándose de que la mostaza y la cáscara de limón estén distribuidas uniformemente. Espolvoree con pimienta y semillas de alcaravea.

3. Ase de 30 a 35 minutos o hasta que el repollo esté tierno y los bordes dorados. Sirva con rodajas de limón para exprimir sobre el repollo.

REPOLLO ASADO CON ROCÍO DE NARANJA Y BALSÁMICO

DEBERES: 15 minutos de asado: 30 minutos rinde: 4 porciones

3 cucharadas de aceite de oliva

1 col de cabeza pequeña, sin corazón y cortada en 8 gajos

½ cucharadita de pimienta negra

⅓ taza de vinagre balsámico

2 cucharaditas de cáscara de naranja finamente rallada

1. Precaliente el horno a 450 ° F. Cepille una bandeja para hornear con borde grande con 1 cucharada de aceite de oliva. Coloca las rodajas de repollo en la bandeja para hornear. Unte el repollo con las 2 cucharadas restantes de aceite de oliva y espolvoree con pimienta.

2. Ase el repollo durante 15 minutos. Dar la vuelta a las rodajas de repollo; Ase unos 15 minutos más o hasta que el repollo esté tierno y los bordes dorados.

3. En una cacerola pequeña combine el vinagre balsámico y la piel de naranja. Llevar a ebullición a fuego medio; reducir. Cocine a fuego lento, sin tapar, unos 4 minutos o hasta que se reduzca a la mitad. Rocíe sobre las rodajas de repollo asado; servir inmediatamente.

REPOLLO ESTOFADO CON SALSA CREMOSA DE ENELDO Y NUECES TOSTADAS

DEBERES: 20 minutos de cocción: 40 minutos rinde: 6 porciones

3 cucharadas de aceite de oliva

1 chalota finamente picada

1 repollo verde de cabeza pequeña, cortado en 6 gajos

½ cucharadita de pimienta negra

1 taza de caldo de huesos de pollo (ver receta) o caldo de pollo sin sal agregada

¾ taza de crema de anacardos (ver receta)

4 cucharaditas de cáscara de limón finamente rallada

4 cucharaditas de eneldo fresco cortado en tiras

1 cucharada de cebolletas finamente picadas

¼ de taza de nueces picadas, tostadas (ver inclinar)

1. En una sartén extra grande, caliente el aceite de oliva a fuego medio-alto. Agregue la chalota; cocine de 2 a 3 minutos o hasta que estén tiernos y ligeramente dorados. Agregue las rodajas de repollo a la sartén. Cocine, sin tapar, durante 10 minutos o hasta que estén ligeramente dorados por ambos lados, volteando una vez a la mitad de la cocción. Espolvorea con pimienta.

2. Agregue el caldo de huesos de pollo a la sartén. Llevar a ebullición; reducir el calor. Tape y cocine a fuego lento durante 25 a 30 minutos o hasta que el repollo esté tierno.

3. Mientras tanto, para la salsa cremosa de eneldo, en un tazón pequeño mezcle la crema de anacardos, la cáscara de limón, el eneldo y las cebolletas.

4. Para servir, coloque las rodajas de repollo en platos para servir; rocíe con los jugos de la sartén. Cubra con salsa de eneldo y espolvoree con nueces tostadas.

COL VERDE SALTEADA

DEBERES: 20 minutos de cocción: 19 minutos rinde: 4 porciones

2 cucharadas de ajonjolí

2 cucharadas de aceite de coco refinado

1 cebolla mediana, finamente rebanada

1 tomate mediano picado

1 cucharada de jengibre fresco picado

3 dientes de ajo picados

¼ de cucharadita de pimiento rojo triturado

½ de una col verde de 3 a 3½ libras, sin corazón y en rodajas muy finas

1. En una sartén seca extra grande, tueste las semillas de sésamo a fuego medio durante 3 a 4 minutos o hasta que estén doradas, revolviendo casi constantemente. Transfiera las semillas a un tazón pequeño y enfríe completamente. Transfiera las semillas a un molinillo de especias o café limpio; pulso para moler toscamente. Ponga las semillas de sésamo molidas a un lado.

2. Mientras tanto, en la misma sartén extra grande caliente el aceite de coco a fuego medio-alto. Agrega la cebolla; cocine unos 2 minutos o hasta que estén ligeramente suaves. Agregue el tomate, el jengibre, el ajo y el pimiento rojo triturado. Cocine y revuelva por 2 minutos más.

3. Agregue el repollo en rodajas a la mezcla de tomate en la sartén. Mezcle con pinzas para combinar. Cocine de 12 a 14 minutos o hasta que el repollo esté tierno y comience a dorarse, revolviendo ocasionalmente. Agrega semillas de sésamo molidas; revuelva bien para combinar. Servir inmediatamente.

Lightning Source UK Ltd.
Milton Keynes UK
UKHW052054100521
383461UK00014BA/937